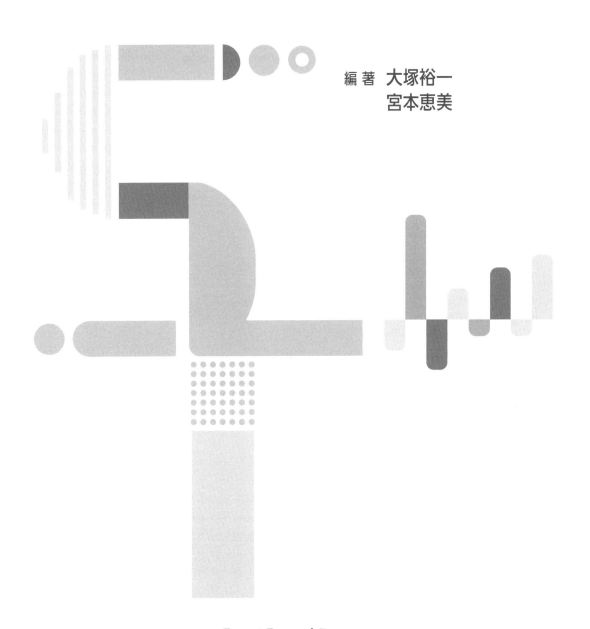

STクリア言語聴覚療法 ②

失 語 症

編著 大塚裕一
宮本恵美

建帛社
KENPAKUSHA

〔シリーズ監修者〕

内山量史
 一般社団法人日本言語聴覚士協会　会長
 元春日居総合リハビリテーション病院

内山千鶴子
 新潟リハビリテーション大学大学院　特任教授

池田泰子
 東京工科大学医療保健学部リハビリテーション学科　准教授

髙野麻美
 船橋市立リハビリテーション病院　副院長

〔編著者〕

大塚裕一
 熊本保健科学大学保健科学部　教授

宮本恵美
 熊本保健科学大学保健科学部　准教授

〔執筆者〕（五十音順）

岡孝夫
 大阪人間科学大学保健医療学部　講師

金井孝典
 医療法人共和会小倉リハビリテーション病院　課長代理

工藤絵梨果
 札幌医学技術福祉歯科専門学校言語聴覚士科　主任

鈴木將太
 仙台青葉学院短期大学言語聴覚学科　助教

永友真紀
 熊本保健科学大学保健科学部　講師

光内梨佐
 高知リハビリテーション専門職大学言語聴覚学専攻　准教授

クリア言語聴覚療法 刊行にあたって

　本シリーズは 2000（平成 12）年に建帛社より発行された「言語聴覚療法シリーズ」（企画委員：笠井新一郎，倉内紀子，山田弘幸）の内容を大幅に見直し，新たに「クリア言語聴覚療法」として発行するものである。

　1999（平成 11）年に第 1 回言語聴覚士国家試験が実施され，4,003 名の言語聴覚士がわが国に誕生してから 25 年が経過した。2023（令和 5）年現在，言語聴覚士の資格保有者は約 4 万名にまで増加した。日本人の急速な高齢化による人口構造の変化に伴い，社会保障制度，医療・介護保険制度，障害者福祉など多くの分野で言語聴覚士は求められているが，必要とされる対象障害領域の拡大に対応した言語聴覚士の不足はますます深刻である。多様化・複雑化しながら拡大する対象領域に対応したよりよい言語聴覚療法を提供するためには，資格保有者の確保と併せて，卒前教育の充実もまた必須である。

　本シリーズは，言語聴覚士を目指す学生を主な読者対象として，①初学者でもスムーズに学習できるよう理解しやすいテキストとすること，②「言語聴覚士国家試験出題基準」「言語聴覚士養成教育ガイドライン」に準拠して，国家試験に必須の項目を網羅した上で，臨床現場につながる内容とすることを心掛けて編纂した。

　各巻を構成する主な特徴として，以下の工夫がなされている。

・章のポイントとして，各章の冒頭に当該章で学習する内容を提示
・章のまとめとして，各章の末尾にまとめ学習ができるような課題を提示
・側注を多用することで，本文の補足的内容やキーワードを解説
・適宜コラムを掲載し，最新の話題や実践的内容を取り上げることで，学生が知識だけでなくそれを臨床へと結びつける興味をもって学習できるようにした

　また本シリーズは，学生だけでなく既に現場で活躍されている言語聴覚士の振り返りの書としても活用できる内容となっていると確信している。

　言語聴覚士が主に接するのは，コミュニケーションや高次脳機能，嚥下などに障害を抱える方々である。病院では「患者さん」と呼ばれるわけだが，来院以前は，誰もが家庭や地域で生活を送る「生活者」であったことを忘れてはいけない。リハビリテーションとは単なる機能訓練でなく，その目的は在宅復帰するまでを目指すものではない。リハビリテーションを終えて家庭に戻るときには，各々が役割をもち，その後の人生を「生活者」として満喫できるような支援を目指して，言語聴覚士として成長を続けていただきたい。

　社会保障制度の変革によってリハビリテーションの意義が誤解されつつある昨今，全人的復権（障害のある人が身体的・精神的・社会的・職業的・経済的に能力を発揮し，人間らしく生きる権利）を目指したリハビリテーションが展開できる人材が現場に多く輩出されることを切に望んでいる。

2023 年 12 月

内山量史・内山千鶴子・池田泰子・髙野麻美

まえがき

　本シリーズの前身である「言語聴覚療法シリーズ」の『失語症』は2000年11月に初版が発行され，その後改訂版が2011年4月に発行された。そして今回，13年の時を経て，新シリーズの一巻として本書を発行するに至った。

　筆者が失語症の講義を受け持つようになった当初から，失語症に関する学問領域は他領域と比べて「よくわからない」「難しい」との声があがっていた。また養成校の先生方からは，どのような内容をどのような順序で教示していけばよいのか悩むという声も多く聞かれていた。

　そのような状況が継続していると感じる昨今だが，現在では多くの失語症に関する書物が刊行され，評価や症状に重点を置いたもの，訓練に重点を置いたものなど，様々な特徴を有するものが多数存在している。そのように充実した書籍がある中で，本書は，失語症の入門書であることをコンセプトとした。そもそも先にも述べたが，失語症という学問領域は学生にとっては非常に学ぶことに難渋する領域である。加えて最近の学生の特徴として，文章を読解することを苦手とし，嫌がる傾向にある。

　このような現状を踏まえて，執筆にあたりまず取り組んだのは，可能な限り学びの順序性が学生にイメージしやすくなるような目次づくりである。また，失語症に関連する脳画像等の図や表を多く取り入れ，視覚的にも理解しやすくなるようレイアウトにも工夫を施した。さらに臨床の場では当たり前のように用いられている用語についても，学生の立場に立ち，解説の必要性を感じるものについては，側注を活用して，理解しやすい簡単な説明を加えた。以上のような意識を元に執筆したこともあり，読むことを苦手としている学生にも手に取ってもらいやすい内容になったのではないかと自負している。

　最後に本書をまとめるにあたり，済生会熊本病院の脳神経内科副部長　稲富雄一郎先生には多くの貴重な脳画像を提供いただいた。この場を借りて深く感謝を申し上げたい。

　本書によって，学生のみならず失語症の臨床に携われている先生方にも，失語症に付随する様々な症状や社会生活で抱える問題などを再度意識していただければ幸いである。

2024年5月

大塚裕一・宮本恵美

も く じ

第3章 失語症の臨床

第4章 失語症の環境調整

第 1 章
失語症の歴史

「人の心―感情，思考，ことば―これらは人の身体のどこが司っているのか？」この疑問は古代から何世紀も時をつないで研究がされてきた。

現在では，人の心は脳が司っているというのが定説である。一体いつから心は脳にあるとされたのか。両手のひらほどの大きさの臓器である脳のどの部位が思考やことばをつくり出しているのか。過去の研究を知ることは，現在の失語症理論や治療理論の理解につながる。

この章では，「失語症」を追い求めた研究者たちが報告した様々な説を紹介し，失語症研究がどのように発展してきたのかを歴史からひもといていく。

Ⅰ　失語症研究　19世紀

1 骨相学

1）19世紀以前

　人の心—感情，思考，ことばのありかを巡っての研究は大昔からなされてきた。古代ギリシャの哲学者で有名なアリストテレス Aristotle（BC384-322）は，心臓が止まるとすべての思考が停止することから，心臓はすべての感覚が集まる「共通感覚」の座であり，心は心臓にあり，脳は熱を発する冷却装置にすぎないと述べた[1]。ほぼ時を同じくして，医学の父といわれるヒポクラテス Hippocrates（BC459-350頃）（図1-1）は思考など精神活動の源は脳にあると述べた[1]。ヒポクラテスの医学書の中には，痙攣発作後に言語障害を認めた症例で，右半身と舌に麻痺が生じたとの記録がある[2]。このように古代ギリシャ時代から脳とことばの関連性は示されていたが，それが証拠や理論性をもって示されるのは18世紀以降のことであった。その後，ガレノス Galenos（BC129-200頃）が「動物精気説」を唱えた。これは「呼吸と摂取栄養素が血液循環により心臓や脳に達し，動物精気が精製されることで身体運動を起こす」とされ，心の座は脳であることに通ずる説であった[1]。この動物精気説は長年にわたり支持されることになり，後にガレノスの弟子たちが脳室を見て「脳のこの空洞にこそ人の心が宿る」と脳室学説を主張した[3),4)]。想像力や理解力，記憶などの精

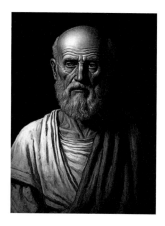

図1-1　ヒポクラテス（イメージ像）

神の諸能力はどの脳室に対応しているのか，という議論が広くなされた。

19世紀以前，人の心はどこにあるのか—心臓か脳か—大きく二分化した学説があった。この疑問は多くの人を惹きつけ，その後，哲学，言語学，心理学そして医学へと様々な学問へと発展していった。

2）19世紀初頭

オーストリアの神経学者ガル Gall（1758-1828）（図1-2）は現在の大脳局在論の先駆けとなる説，骨相学 phrenologyを提唱した[1~3]。ガルは頭蓋骨の形は大脳を反映するものであり，その違いによって性格や能力，感情などのタイプ分類ができると考えた。当時，骨相学者が人の頭を触診し，頭蓋骨の形でどのような能力が優れているかを言い当てるという頭蓋診断学 cranioscopyが大流行した[1~3]。日本にもその考えが導入され，当時「フレノロジー」と呼ばれ新聞や雑誌に掲載された。

ガルによると，独立した能力は大きく27種類に分けられ，中でも空間・人物・名称・感覚などの記憶は前頭葉下部に関係するとし，言語記憶の中枢は眼窩部に位置すると述べた（図1-3）[5]。またガルは言語機能が発達すると眼窩部は肥大し，そのため眼球が外に押し出され「牛の眼」が生じると主張した[1]。これは言語を司る部位（言語中枢）と局在論に関係する最初の説とされ，局在論はガルの研究から説明がなされることが多い。

ガルの学説は大きな反響を呼んだが，キリスト教会からの反発も強かった。骨相学は宗教上の教義とモラルに反するとして，彼はオーストリア政府から追放され，パリへの移住を余儀なくされた[6]。その後，失語症学における局在論の先駆けとなったガルは奇しくも1828年脳卒中により失語症

ガルの研究
ガルは骨相学で有名だが，実はそれは彼の一説にすぎず，ほかにも脳科学研究について大きな功績を残している。脳と脊髄の関連性と，神経線維が灰白質に集結していることを示したのもガルである[6],[7]。

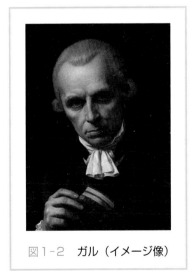

図1-2　ガル（イメージ像）

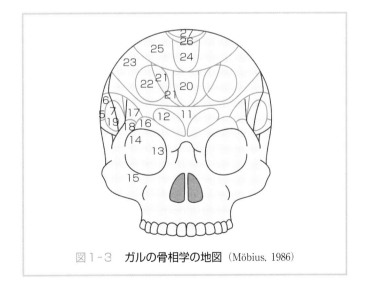

図1-3　ガルの骨相学の地図（Möbius, 1986）

言語野
大脳皮質の領野のうち，言語（聴く，話す，読む，書く）にかかわりの強い場所で，以下に述べるブローカ野とウェルニッケ野に代表される。

ブローカ
フランスの外科医であったブローカは外科医の仕事の傍ら，人類学会を創設し，感情・思考・ことばは一体どこが司っているのかを解明しようと日々研究を重ねていた。37歳のときに論文を発表し，左第3前頭回が発話に関連していると主張した。

を呈し，亡くなったとされる[1]。ガルの死後も骨相学を基に言語領域がどこに局在しているのかの研究が進められた。脳科学研究が進んだ現在でこそ，ガルの骨相学説は科学的根拠に乏しいといえるが，この学説は大脳局在論を大きく推し進めるものであった。

② ブローカとウェルニッケ

19世紀後半，ガルの骨相学の流れから言語機能のありかを巡り研究が進展していった。そして現在の2大言語領域（言語野）として知られるブローカ Broca（1824-1880）とウェルニッケ Wernicke（1848-1904）が登場する。彼らは症例の脳解剖を行った結果，それぞれ別々の症状が認められる失語症と，その症状をもたらした言語野を発表した（図1-4）。以下にブローカとウェルニッケの功績について記していく。

1）ブローカ（図1-5）[3]

1861年ブローカは，左第3前頭回を運動性言語中枢（ブローカ野）として報告し，「我々は左半球で話す」という有名なことばを残した[7]。

ある日，外科医である彼のもとにルボルニュ Leborgne（靴型製造人）という51歳の男性が運ばれてきた。彼はてんかん発作の既往があり，30代よりことばを話せなくなり，51歳の来院時には右側に麻痺があり，重篤な炎症を起こしていた。30代の頃の彼は，話ができないが麻痺や理解障害を認めず，仕事もこなし，ことば以外は責任能力のある者として職場でも認められていた。ただ，そこで発せられることばは「Tan（タン）」のみであった。しかしながら彼は，限られた発話にジェスチャーを加え，自身の考えを表現することができた。また周囲の人々が彼の言いたいことを理解でき

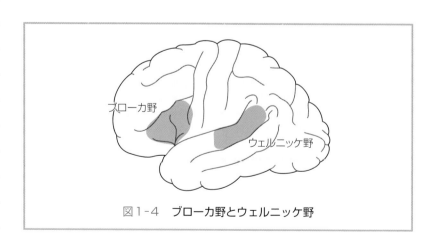

図1-4　ブローカ野とウェルニッケ野

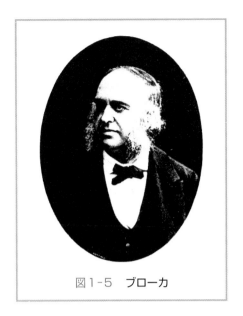

図1-5　ブローカ

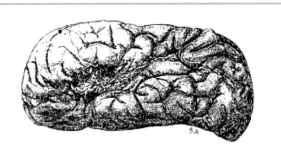

図1-6　ブローカの症例
ルボルニュの脳（マリーによるスケッチ）

ないと「タン！タン！！」と声を荒げて不快感を表現した[8]。ブローカはルボルニュの脳（図1-6）[3]を剖検し，損傷が第3前頭回にあることを発見した。またその数か月後には，言語障害のある患者2症例目でも死後の脳剖検でルボルニュとほぼ同じ場所に損傷が認められたことを報告した[9]。

　この2つの症例からブローカは発話障害の原因は第3前頭回にあるとの考えにいたった。その後ブローカはことばに障害のある人の剖検を続け，他の研究者とも協力して研究を進めていった結果，言語に障害のある症例はすべて左側に損傷が認められたことで，「失語症は左大脳半球に損傷がある」と主張した[8],[9]。

2）ウェルニッケ（図1-7）[3]

　ブローカの症例報告から約10年後の1874年，ウェルニッケがブローカと

> ♪　言語野の最初の発見者はだれ？　♪♪
> 　ブローカの発表の後，1865年にダックス Dax親子が実はブローカより先に症例を発見していたと主張した。父親のM.Daxは1836年に「右片麻痺を呈する患者は左片麻痺を呈する患者よりもはるかに多く後天的言語障害を認める」という論文を報告していた[7]。ブローカが論文を提出する実に30年前のことである。後に息子のG.Daxが父親の論文を投稿し，発見についての優先権を主張したのである。父親の研究は，1836年当初親しい間柄の研究者たちにのみ症例報告されたもので，公的な論文としては認められていなかった。そのため，現在でも言語野の発見はブローカの功績として語られている[2],[7]。

ウェルニッケ
ドイツの医師であるウェルニッケが言語中枢として左上側頭回後部の損傷による言語理解障害が主体の症例を発表する。彼はその当時弱冠26歳であったが，この発見はブローカに続く失語症の新たな知見として大きな注目を浴びた。失語症のタイプは感覚失語とされ，彼の名をとってウェルニッケ失語と呼ばれた。

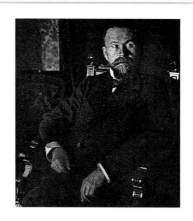

図1-7　ウェルニッケ

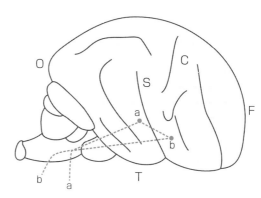

C：中心溝　　　　　　a：聴神経～聴神経の側頭葉中枢（ウェルニッケ野）
F：前頭葉　　　　　　b：語音産生のための運動表象（ブローカ野）～語音
O：後頭葉　　　　　　　　産生の運動神経
S：シルヴィウス裂
T：側頭葉

図1-8　ウェルニッケの図式

出典）Wernicke, C.：Der Aphasische Simptomencomplex：Studie auf Anatomischer Basis, Max Cohn & Weigert, p.19, 1874

は明らかに異なるタイプの失語症を発表した。ウェルニッケは失語症の症状として聴覚的言語理解の障害を強調し，その障害が左第1側頭回後部（ウェルニッケ野）の病変で生じると主張した[10]。

　ウェルニッケは患者の発話状態を「構音は保たれており，流暢に文で話すが，表現をたびたび誤り，それに気づかず話し続ける症状」と説明している[4), 11]。ウェルニッケは言語の構音運動パターンの中枢（運動言語中枢：ブローカ野）と，言語の聴覚的イメージの中枢（感覚言語中枢：ウェルニッケ野）を分けて説明し（図1-8）[12]，前者の損傷で発話障害を中心とする

運動失語（ブローカ失語）を呈し，後者の損傷で言語理解障害と錯語を中心とする感覚失語（ウェルニッケ失語）を呈すると主張した[1]。さらに上記２つの中枢を連結する連合線維の損傷で復唱障害と錯語を主とする，第３の言語障害（現在は伝導失語と呼ばれている）が生じると提唱した[7),13]。

③ 古典論

　リヒトハイム Lichtheim（1845-1928）がウェルニッケの失語症分類に研究を加え，1885年にウェルニッケ-リヒトハイムの図式（図1-9）[3]として示し，失語症の古典論を確立した。

　リヒトハイムは２つの言語中枢（運動言語中枢，感覚言語中枢）と概念中枢，そしてそれらを結ぶ神経経路のモデルを提示し，失語症を７つの型に区別した[13]。ウェルニッケはリヒトハイムのこの説を受け入れて支持した。ウェルニッケとリヒトハイムの発表後，このような失語の言語障害を説明する図式や分類学研究が盛んになった。なお，ウェルニッケ-リヒトハイムの図式は21世紀の現在も，失語症のタイプ分類を語る際におおまかな指標として用いられている[14]。

　古典的な分類は依然として失語症を理解する上で欠かせない失語症のタイプ分類法である。しかし臨床現場ではそのタイプ分類を基にしても，どれにも属さないような症状を呈する症例も多い。臨床現場では，対象者の反応をよく観察し，総合的に臨床判断を行うことが必要である。

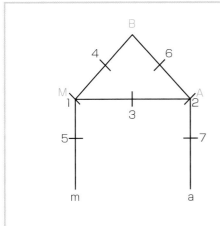

A：聴覚言語中枢
M：運動言語中枢
B：概念中枢
1．皮質性運動失語
2．皮質性感覚失語
3．伝導失語
4．超皮質性運動失語
5．皮質下性運動失語
6．超皮質性感覚失語
7．皮質下性感覚失語

図1-9　ウェルニッケ-リヒトハイムの図式と７つの失語型

Ⅱ　失語症研究　20世紀

1 マリー vs デジェリヌ論争

デジェリヌ夫妻
フランスの有名な神経学者夫妻である。夫人が医学部学生として配属された先で2人は出会った。功績として残る多くの研究論文や著書は，2人で協力して書かれたといわれ，神経学の歴史に大きく寄与した[15]。

マリー
シャルコーの弟子であったマリーの名はCharcot-Marrie-Tooth病でよく知られている。他にも小脳失調やラクナ梗塞などの研究でも功績を残した神経学者である[15]。

　20世紀初頭，ブローカやウェルニッケの症例発表から，言語機能の局在論は一般的に受け入れられたかのようにみえた。デジェリヌ Dejerine 夫妻（図1-10）[15]は，ブローカとウェルニッケの説を支持し，古典的な局在論を唱えていた。字は書けても読めない症状である「純粋失読」を離断症状の解釈から説明し，読み書きができない症例から，角回を「失読失書」の中枢であると考え，局在論に基づいた説を唱えた（図1-11）[4],[15]。

　そこに反局在論ともいえる大論争が巻き起こる。マリー Marie（図1-12）[15]は1906年ブローカの説に反対して「ブローカ野（左第3前頭回）は言語機能に関して特別な言語機能を有していない！」と述べ，すべての失語症患者はウェルニッケ領域の損傷とともに，一般的な知能の障害を呈していると主張した[7],[15]。

　マリーはブローカの解剖記録を調べ，病変がブローカ野だけではなく，ウェルニッケ野も含む広範囲の損傷であったと指摘した。またその一部のみを取り上げて言語領域とすることに意味はなく，「ブローカ失語は，ウェルニッケ領域の損傷による知能低下と，構音障害が加わった結果として生じたものである」と主張した[1],[15]。さらにデジェリヌが発表した純粋例に対し，「狭い範囲での知覚の障害であって，言語機能とは関係がない」と

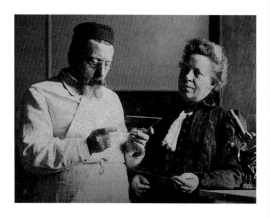

図1-10　デジェリヌ夫妻

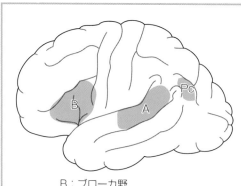

B：ブローカ野
A：ウェルニッケ野
Pc：角回（書字言語の中枢）

図1-11　デジェリヌの言語中枢

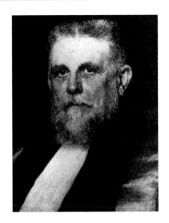

図1-12　マリー

大脳病理学
クライストはウェルニッケの弟子でもあり，書物には，発話の局在をはじめ，行為や構成などを含み実に細かく局在を記しており，より徹底的な局在論を追求して書かれたことがわかる。書の巻末に脳地図が記されており教科書にも多く使用されている[1),3)]。

自動性と意図性の乖離
失語は語の喪失ではなく，情報を伝達し「命題化」するために語を使用する能力の喪失であるとジャクソンは強調した。失語症者は記憶化している文の一部や感嘆詞の産生などは可能であり，系列語などは産生されやすい。訓練室で表出できなかった語が，感情を伴う自然場面では表出されることがある。失語症者の臨床的観察でよくみられる現象である[1),10)]。

デジェリヌ説を真っ向から否定した[6),15)]。2人の論争は，後に「失語大論争」として語り継がれることになる。

② 局在論と全体論

　マリー vs デジェリヌ論争の後，失語症研究の言語機能については，局在論と全体論という二方向に大きく分かれることとなる。局在論は「脳は局部ごとに個々の機能を有しており，言語機能の低下はその局所損傷の結果として現れる」という考え方である。対して全体論は「言語機能は脳の局在と機能の結びつきのみではなく，脳全体の関連機能に支えられて機能している」という考え方であり，反局在論とも呼ばれる[4),10)]。

　局在論で有名なのはブローカ，ウェルニッケ，デジェリヌで，その後に続いたクライスト Klieist（1879-1960）である。彼は脳地図（図1-13）を発表し，脳損傷を負った戦傷者の記録を『大脳病理学』（1934）としてまとめた[1),3)]。

　全体論（反局在論）は論争以前からも主張されており，マリーのほかにジャクソン Jackson（1835-1911）やヘッド Head（1861-1940）も有名であった。ジャクソンは30年間にわたって失語症を研究し，機能局在や失語の特殊性にとらわれず，失語の現象に心理学的原理を適用することを試みた。彼は全体論としての失語論を1926年に発表し，論文の中で発話中枢という考え方は否定した。ジャクソンの失語症に対する見解の原理では，自動性と意図性の乖離が有名である。ヘッドは失語症の臨床症状に対し，心理学的アプローチを用いて概説としてまとめた[10)]。フォン モナコウ Von

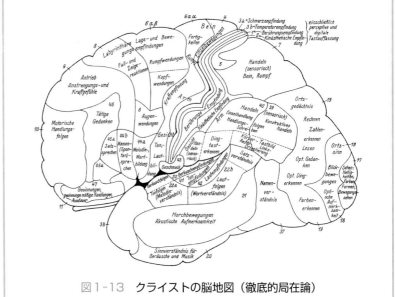

図1-13　クライストの脳地図（徹底的局在論）

出典）Kleist K.：Gehirnpathologie, Johann Ambrosius Barth Verlag, p.1365, 1934

Monakowも言語機能局在にこだわることなく，主の病変部位から離れた部位であっても機能低下することがあるとし，この機能乖離が失語症の臨床多様性の要因だと主張し，ダイアスキシスという概念を提唱した[1,10]。

現在，CTやMRIなどの医療機器の発展により，言語機能局在研究が進んでいる。しかし，臨床現場における失語症者の症状は多彩であり，病巣が同一部位にみえても，全く同じ症状を呈することはない。局在論が脳科学分析の発展とともに言語機能局在研究を進めた一方で，局在論ですべてを語ることが難しいのもまた事実である。それほどまでに脳の言語野の損傷である失語症は複雑な要素を含んでいる。現在でもこの2大理論を基に失語症者のために役立つ研究や訓練方法の開発が日々進められている。

③ ボストン学派

1960年以降，アメリカで失語症研究が盛んになり，ボストン学派によって失語症古典論についての再検討がなされた[3,14]。

特にボストン学派の一人であるゲシュウィンド Geschwind（1926-1984）の研究は失語症研究の発展に大きく寄与した。ゲシュウィンドは，離断症状と生理学的な観点から，ウェルニッケ野とブローカ野とそれを結ぶ弓状束を他の病巣と分け，「言語野の孤立」という名で病態を説明した[10]。ボストン学派は，その「言語野の孤立」により混合型超皮質性失語では意味

CT：computed tomography　　MRI：magnetic resonance imaging

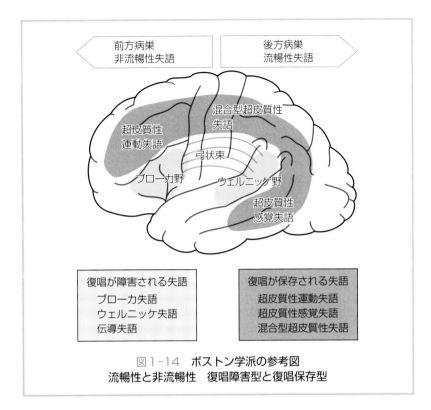

前方病巣
非流暢性失語

後方病巣
流暢性失語

混合型超皮質性
失語

超皮質性
運動失語

弓状束

ブローカ野　　ウェルニッケ野

超皮質性
感覚失語

復唱が障害される失語	復唱が保存される失語
ブローカ失語 ウェルニッケ失語 伝導失語	超皮質性運動失語 超皮質性感覚失語 混合型超皮質性失語

図1-14　ボストン学派の参考図
流暢性と非流暢性　復唱障害型と復唱保存型

理解を伴わない暗唱や復唱などが可能になると論じた。さらに失語症のタイプ分類に大きく影響を与える自発話を「流暢」と「非流暢」の概念に分けることもなされた（図1-14）。

　ボストン学派の功績は，複雑だった失語症を一般的にわかりやすく解説したことである。図式は簡素化され明解であり，入門書としても多く使用された。また，言語症状に関して局所病変と対応づけ，失語症候群の診断

♪　ボストン学派とゲシュウィンド　♪♪
　ボストン学派は第2次世界大戦（1939-1945）により発症した失語を伴う脳損傷兵士のケアとリハビリテーションが求められる時代に貢献したことで知られている。
　同時に言語病理学者（SLP）の養成が行われ，その結果ボストン退役軍人病院（the Boston Veterans Administration（VA）Hospital）にて失語症研究が大きく発展した[10),16)]。ゲシュウィンド自身も大学生時代に兵役のため第2次世界大戦に従軍し，終戦直後の日本にも滞在した経緯がある。その後，アメリカに戻り，神経学を学び，1962年にはボストン退役軍人病院神経科の医長となり，たくさんの脳損傷兵士と失語症患者の治療にあたったとされる[17)]。

基準を作成した[4]。この頃，研究論文は英語で書かれることが一般的となり，失語症の治療技術や知識を求めて，国境を越えた研究交流も増えていった。

Ⅲ 失語症研究　21世紀

　　第2次世界大戦以降20世紀後半には戦傷退役軍人への治療とリハビリテーションは落ち着きをみせ，脳血管障害患者などのリハビリテーションへと移行していった。この頃には失語症研究の土台ができあがり，心理言語学，認知神経心理学などの考え方も加わり，新たな研究視点が生まれた。また命が救われる患者が増えたことで，言語機能回復やリハビリテーション方法に焦点をあてた研究が増えていった[10]。近年の失語症リハビリテーションには個々の症状分析に重点を置いた認知神経心理学的アプローチが注目され，日々患者にとって有効なリハビリテーションの方法が検討されている[4]。

　　1980年以降からの医療技術と機器の進歩は目覚ましいものがある。CTやMRIなどの脳機能の画像診断の発展により，発症後すぐに病巣を確認できるようになった。このような画像診断の発展は，臨床症状と病巣とのつながりを明らかにし，言語の機能局在をより要素的に分析することを可能とした。その一例として，現在ではブローカ野のみに限局した損傷ではブローカが症例報告したようなブローカ失語は生じないとされており，これらは画像診断が進歩したからこその現代の研究知見である[18]。

　　21世紀は新たな治療法も開発された。2005年より日本では発症後3時間以内の脳梗塞患者にt-PAによる血栓溶解療法が承認され，脳血管疾患の治療法の選択肢が増えた。さらに，現在では新たに脳梗塞治療にiPS細胞や幹細胞などの細胞移植療法による再生医療研究が期待されている[19]。また覚醒下手術に言語聴覚士（ST）がかかわり，手術中の患者の言語反応を確認しながら手術を進める事例もある。例えば脳腫瘍摘出術の場合，術前に神経心理学的評価を行い，病巣や摘出範囲から手術中のタスクを検討する。そして術中には手術と並行し，患者の微細な言語反応の変化や遅延を見極め，医師に伝える役割を担う。さらに，術後は言語機能と高次脳機能の再評価を実施し，患者のフォローを行う[20]。このように言語聴覚士が活躍する場は広がりつつあり，専門家として今後も幅広く活躍することが期待されている。

　　現在でこそ定説として知られている失語症に関する知識は，先人たちの

過去の研究努力の上に成り立っている。日々進歩し，移り変わる医療の中，私たちは先人が残してくれた知識を活用し，よりよい医療を提供していく必要がある。言語聴覚士として，誰のために何ができるのか……自ら考え日々研究する姿勢が求められている。

〔引用文献〕

1）波多野和夫：失語症研究をめぐる歴史．波多野和夫，中村　光，道関京子ほか編：言語聴覚士のための失語症学，医歯薬出版，pp.2-29，2002

2）Benton, A.L.：Contributions to aphasia before Broca. *Cortex*, **1**（3）：314-327, 1964

3）波多野和夫：失語症の歴史．石川裕治編著：言語聴覚療法シリーズ 4　改訂失語症，建帛社，pp.2-9，2011

4）種村　純：失語症研究の歴史．藤田郁代・立石雅子・菅野倫子編：標準言語聴覚障害学　失語症学　第 3 版，医学書院，pp.340-350，2021

5）大橋博司：「反」局在論の系譜．失語症研，**6**（1）：941-946，1986

6）Head, H.：Aphasia：An Historical Review：The Hughlings Jackson Lecture for 1920. *Proc R Soc Med*, **14**（Neurol Sect）：1-22, 1921

7）Benson, D.F., Ardila, A.：Aphasia：A Clinical Perspective, Oxford University Press, pp.4-28, 1996

8）萬年　甫：失語症研究事始め．音声言語医，**22**（1）：15-21，1981

9）Dronkers, N.F., Plaisant, O., Iba-Zizen, M.T., et al.：Paul Broca's historic cases：high resolution MR imaging of the brains of Leborgne and Lelong. *Brain*, **130**（Pt 5）：1432-1441, 2007

10）Goodglass, H.：Understanding Aphasia, Academic Press, 1993.（波多野和夫・藤田郁代監訳：失語症理解のために，創造出版，pp.17-48，2000）

11）秋元波留夫・大橋博司・杉下守弘ほか編：神経心理学の源流—失語編（上），創造出版，1982

12）大橋博司：「失語図式」の再検討．失語症研，**1**（1）：2-11，1981

13）Lichtheim, L.：On aphasia. *Brain*, **7**（4）：433-484, 1885

14）小嶋知幸：成人の言語障害—失語症．JOHNS，**31**（11）：1553-1557，2015

15）岩田　誠：Dejerine夫妻とPierre Marie．神心理，**35**（1）：20-26，2019

16）Benson, D.F.：Aphasia and the lateralization of language. *Cortex*, **22**（1）：71-86, 1986

17）河内十郎・酒井邦嘉：現代神経科学の源流—ノーマン・ゲシュヴィンド【前編】．脳と神経，**67**（8）：1061-1066，2015

18）大槻美佳：言語機能の局在地図．高次脳機能研，**27**（3）：231-243，2007

19）田口明彦：脳梗塞患者に対する再生医療開発．神経治療，**39**（4）：514-516，2022

20）本村和也・夏目敦至・若林俊彦：覚醒下腫瘍摘出術と機能評価．*Jpn J Rehabil Med*, **56**（8）：613-617, 2019

〔参考文献〕

・辰巳　寛・佐藤正之・前島伸一郎ほか：Brocaが診た症例 “LeborgneとLelong” ―史的展望と今日的課題. 高次脳機能研，**37**（3）：243-252，2017

・相馬芳明：失語古典分類の問題点とその再構築への試み. 神心理，**13**（3）：162-166，1997

・大槻美佳：言語と脳up date：21世紀の言語の神経心理学によせて. 神心理，**37**（4）：224-225，2021

・Finger, S., Koehler, P.J., Jagella, C.：The Monakow concept of diaschisis：origins and perspectives. *Arch Neurol*, **61**（2）：283-288, 2004

【第1章　まとめ】
- 骨相学を提唱したのは誰で，どのような説か。
- 2大言語野として名前を残した2名の研究者の名前と主張した内容の違いは何か。
- 失語症の古典論図式を基にした分類タイプには何があるか。
- 局在論と全体論の考え方の違いは何か。

第2章
失語症の基礎

【本章で学ぶべきポイント】

- ●失語症と脳病変との関係
- ●失語症の表出面，理解面の障害
- ●失語症の言語以外の障害
- ●失語症のタイプ分類とそれぞれの特徴
- ●失語症の近縁症状の種類とそれぞれの特徴

I 失語症の定義

失語症は，一旦獲得された言語機能が大脳半球の何らかの病変あるいは損傷によって後天的に障害された状態である。意識障害や全般的な知能低下などにより二次的に言語機能が低下した状態は失語症に含まれない。

失語症は言語機能の障害であることから，ことばの「聴く」「話す」「読む」「書く」という4つのモダリティすべてに影響が及ぶ。ただし，重度に障害される機能がある一方で，比較的保たれる機能があるというように4つのモダリティの障害の程度は一様ではないことが多い。例えば，ブローカ失語では，話す能力に比べてことばを聴いて理解する能力が保たれるのに対し，ウェルニッケ失語ではことばを聴いて理解する能力が重度に障害される。この4つのモダリティへの影響の程度は，損傷された大脳半球の場所（病変部位）や広がり（病巣の大きさ）に左右されることが多い。

モダリティ
様式，様相のこと。

運動障害性構音障害
発声発語器官の運動麻痺や運動の調節異常によって出現する声や構音の障害。嗄声（声がかすれる・ガラガラ声になるなど），や音の歪み・もつれなどの発話症状が生じる。

fMRI
磁気共鳴機能画像法。fMRIでは，神経細胞の興奮に伴う脳血流や代謝の変化をとらえることで，脳神経のどの部分が活動しているのかを知ることができる。

SPECT
単一光子放射断層撮影。体内に微量の放射性同位元素を含む薬剤を投与し，集積した部位から出る放射線を検知して画像化する検査法。

脳機能画像
脳の画像検査には，脳の形をとらえる形態画像と脳の働きをとらえる機能画像がある。CTやMRIは形態画像であり，fMRIやSPECTなどは機能画像である。

　失語症の定義には，他の言語障害との鑑別につながる重要なポイントが含まれている。したがって，定義を正しく理解することは，失語症と他の言語障害を鑑別することに役立つ。定義に含まれるポイントは以下のとおりである。

① 失語症は言語機能の障害である

　失語症は言語機能の障害であるため，程度の違いはあるものの，ことばの「聴く」「話す」「読む」「書く」という4つのモダリティすべてに障害が生じる。一方，純粋語唖（第2章第VI節（p.79）参照）や運動障害性構音障害，音声障害は言語機能の「話す」側面にのみ障害が生じる（図2-1）。

　また，失語症では，原則としてジェスチャー，表情，指さし，状況理解などの非言語機能には障害を認めない。

② 大脳半球の病変あるいは 損傷によって引き起こされる

　失語症は大脳半球の言語領域に生じた病変や損傷によって生じるため，通常，CTやMRIなどの脳画像によって損傷部位を確認することができる。また，脳画像では損傷部位が確認できない初期の変性疾患などでも，fMRIやSPECTなどの脳機能画像を用いることで，言語領域の機能低下を確認できる場合が多い。このことから大脳半球に病変や損傷を認めない心因性の発話障害とは区別される。

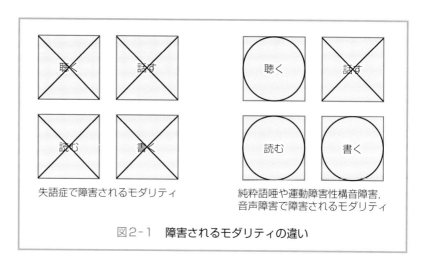

失語症で障害されるモダリティ

純粋語唖や運動障害性構音障害，音声障害で障害されるモダリティ

図2-1　障害されるモダリティの違い

CT：computed tomography　　　MRI：magnetic resonance imaging
fMRI：functional magnetic resonance imaging
SPECT：single photon emission computed tomography

③ 後天的に障害された状態である

　失語症は，発症あるいは受傷までは正常であった言語機能が，大脳半球の病変や損傷によって後天的に低下ないし消失する状態である。したがって，小児における特異的言語発達障害は失語症には含まれない。

♪　言語機能とは？　♪♪

　「言語」は，広義には「思考や感覚，記憶の表象などを言語記号として発信・表出・記号化（coding）し，受信・理解・解読（decoding）するために，いくつかの過程をもつ交信行動の総称」[1]と定義され，また，狭義には「交信のための道具としての言語体系（音韻，形態，語彙，統語，文脈，意味など）そのもの」[1]と定義されている。

　これらを踏まえて言語機能とは何かと考えると，「思考や感覚，記憶の表象などを言語記号として発信したり受信したりするために必要な，音韻や形態，語彙，統語，意味などの働き」*といえるのではなかろうか。

　しかしながら注意すべきは，言語がもつ機能は，発信や受信という伝達機能だけにはとどまらないという点である。頭の中に漠然と存在する思考や感情を整理する，日記を書く，文書を作成する，音声として録音し保存する，文学や映画，俳句などの娯楽を楽しむという場面でも，私たちは言語機能を用いている。したがって，失語症を呈した場合には，言語の「伝達」という限られた側面のみに支障が生じるのではなく，失語症者の生活全般にわたって，あらゆる影響が起こり得ることを念頭に置いて臨床に臨む必要がある。

*：鈴木[1]の定義には，言語体系の中に「文脈」が含まれているが，文脈ということばには，文と文の論理的な関係，文の脈絡といった意味のほかに，話し手の感情や物事の背景なども含まれる。今日の失語症臨床においては，言語機能というよりもむしろ語用論的な能力として用いられることが多いため，ここでの言語機能の定義には含めなかった。

Ⅱ　失語症の解剖と生理

① 脳の構造

1）大脳皮質の構造

大脳鎌
左右の大脳半球の間にある硬膜のこと。「だいのうがま」と呼ばれることもある。

脳 梁
左右の大脳半球皮質を結ぶ交連線維の一つ。前方から吻部，膝部，体部，膨大部に分けられる。

交連線維
皮質下の白質部分は神経線維からなる。神経線維はどの領域とどの領域を結ぶのかによって分類され，左右の半球皮質を結ぶ神経線維を交連線維という。

脳 葉
大脳の解剖学的に区別された領域のこと。

　大脳は大脳縦裂によって左大脳半球と右大脳半球に分けられる。大脳縦裂には大脳鎌が入り込んでおり，大脳鎌に面していて外からは見えない部分を大脳内側面，外から見える部分を大脳外側面という。また，左右の大脳半球は，脳梁という交連線維によって結合されている。大脳半球の表面にはくぼんだ部分と盛り上がった部分があり，溝のようにくぼんだ部分を脳溝，脳溝の間の盛り上がった部分を脳回と呼ぶ（図2-2）。

　左右の大脳半球はそれぞれ大きく前頭葉，頭頂葉，側頭葉，後頭葉という4つの脳葉に分けられる。これらの脳葉には，脳溝によって明瞭に区分

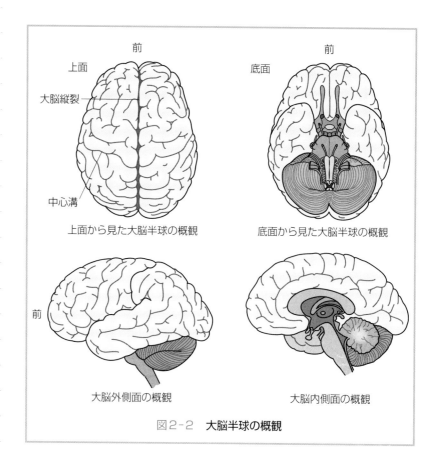

図2-2　大脳半球の概観

される部分と，明瞭な区分が難しい部分がある。前頭葉と頭頂葉は中心溝（ローランド溝）という大きな脳溝で区分される。頭頂葉と後頭葉は頭頂後頭溝という脳溝によって分けられる。頭頂後頭溝は外側面ではわかりくいが，内側面で見るとわかりやすい。側頭葉は外側溝（シルヴィウス裂）の下方に位置する領域であるが，「後部は後頭葉，後上方部は頭頂葉と接し，明瞭な境界線を引くことが難しい」[2]とされる（図2-3）。

　4つの脳葉は脳溝によってさらにいくつかの領域（脳葉や脳回）に分けられる。前頭葉の中で中心溝と中心前溝の間に位置するのが中心前回（運動野）である。さらに中心前回の前方の領域は上前頭溝と下前頭溝によって，上方から順に上前頭回，中前頭回，下前頭回に分けられる。頭頂葉の中で中心溝と中心後溝の間に位置するのが中心後回（感覚野）である。さらに中心後回の後方の領域は，頭頂間溝によって上頭頂小葉と下頭頂小葉に分けられる。下頭頂小葉のうち外側溝の後端を取り囲む領域を縁上回，上側頭溝の後端を取り囲む領域を角回という。側頭葉は上側頭溝と下側頭溝によって，上方から上側頭回，中側頭回，下側頭回に分けられる（図2-4）。

2）血管と支配領域

　脳を灌流する動脈には，内頸動脈系と椎骨動脈系がある。内頸動脈は前大脳動脈と中大脳動脈に分かれる。前大脳動脈は主に前頭葉内側面を灌流し，中大脳動脈は前頭葉の外側面や側頭葉，頭頂葉など大脳半球の広範な領域を灌流する。左右の椎骨動脈は延髄付近で合流し脳底動脈となって上昇した後，左右2本の後大脳動脈に分かれる。後大脳動脈は，側頭葉内側

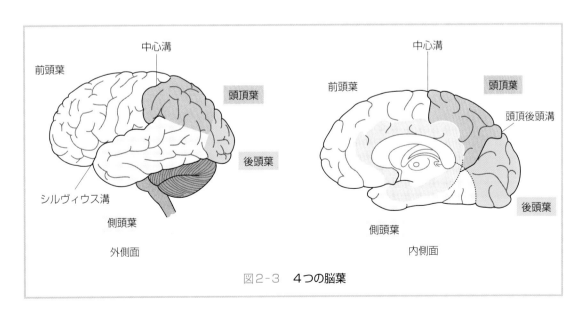

図2-3　4つの脳葉

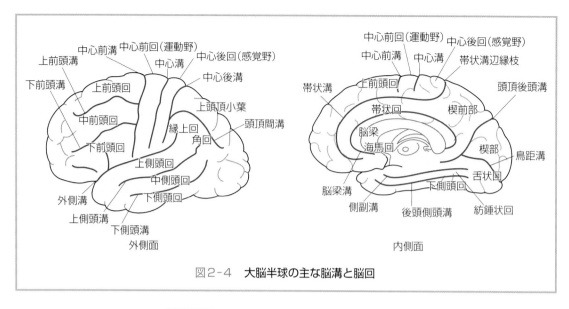

図2-4　大脳半球の主な脳溝と脳回

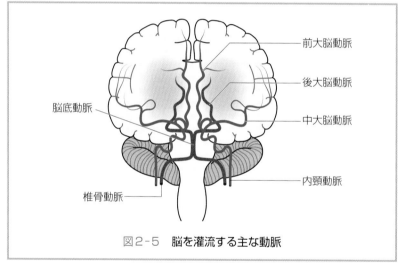

図2-5　脳を灌流する主な動脈

部や後頭葉を灌流する（図2-5）。

　前大脳動脈，内頸動脈，後大脳動脈，前交通動脈，後交通動脈は，脳底部においてウィリス動脈輪を形成している。ウィリス動脈輪は，内頸動脈などの主幹動脈が閉塞した場合の側副血行路として重要な役割を果たすとされる（図2-6）。

　前大脳動脈や中大脳動脈からは多くの穿通枝が分岐しており，大脳基底核や深部の大脳白質を灌流している。また，脳底動脈の終末部や後大脳動脈の交通前部，内頸動脈と後大脳動脈をつなぐ後交通動脈からも多くの穿通枝が分岐しており，視床や内包後脚などを灌流している。

　図2-7に，脳の水平断における主な脳動脈の灌流域を示した。失語症

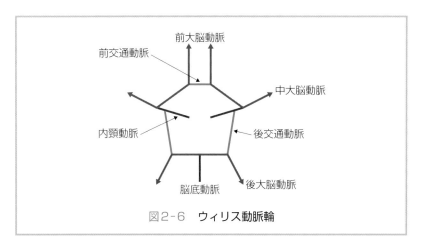

図2-6　ウィリス動脈輪

前大脳動脈
前交通動脈
中大脳動脈
内頚動脈
後交通動脈
脳底動脈
後大脳動脈

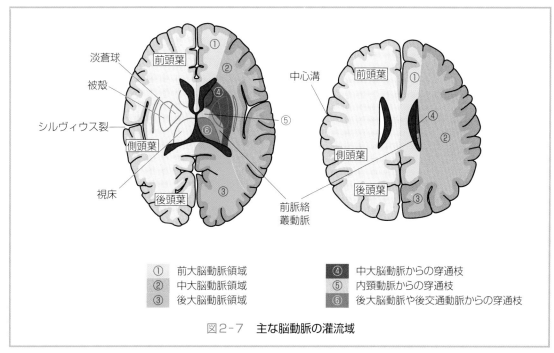

淡蒼球
被殻
シルヴィウス裂
側頭葉
視床
後頭葉
前頭葉
中心溝
前頭葉
側頭葉
後頭葉
前脈絡
叢動脈

① 前大脳動脈領域
② 中大脳動脈領域
③ 後大脳動脈領域
④ 中大脳動脈からの穿通枝
⑤ 内頚動脈からの穿通枝
⑥ 後大脳動脈や後交通動脈からの穿通枝

図2-7　主な脳動脈の灌流域

と最も関係が深い脳動脈は大脳の広範な領域を灌流する中大脳動脈であ
る。ただし，前大脳動脈や後大脳動脈の灌流域，主幹動脈の境界域でも失
語症を呈する場合がある。

3）言語の領域

　言語領域は，中心溝より前方に位置しブローカ野を中心とする前方言語
領域と，中心溝より後方に位置しウェルニッケ野を中心とする後方言語領
域に大きく分けられる（図2-8）。
　ブローカ野は左下前頭回後方の弁蓋部（ブロードマンの脳地図の44野）

エクスナーの書字中枢
左前頭葉の中前頭回。純粋失書
の責任病巣のひとつと考えられ
ている。

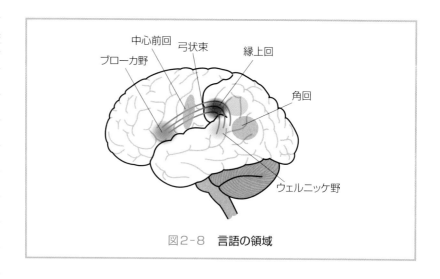

図2-8　言語の領域

と三角部（ブロードマン45野）からなる。前方言語領域にはこのブローカ
野に加え，発語失行（失構音）の責任病巣とされる左中心前回中下部，自
発話の低下を引き起こすとされる補足運動野，仮名の錯書が生じるとされ
る左中前頭回後部（エクスナー Exnerの書字中枢）などが含まれる。典
型的なブローカ失語の出現には，ブローカ野と左中心前回下部を含む広範
な病巣が関与することが知られている。また，前方言語領域では，病変部
位によって純粋語唖や超皮質性運動失語，超皮質性感覚失語を呈すること
がある。

　ウェルニッケ野は左上側頭回後部（ブロードマン22野）に位置する。後
方言語領域には，このウェルニッケ野のほかに，文字言語の中枢とされる
角回（ブロードマン39野），音韻の処理に関与するとされる縁上回（ブロー
ドマン40野），漢字の読み書きに関与するとされる左側頭葉後下部などが
含まれる（図2-8）。角回は上側頭溝の後端を取り囲むように存在する脳
回で，縁上回はシルヴィウス裂の後端を取り囲むように存在する脳回であ
る。角回と縁上回はいずれも下頭頂小葉に含まれる。典型的なウェルニッ
ケ失語の出現には，ウェルニッケ野だけでなく，角回や縁上回，中側頭回
などへ広がる広範な病巣が関与することが知られている。また，後方言語
領域では，病変部位によって，純粋語聾，超皮質性感覚失語，純粋失書，
失読失書，純粋失読を呈することがある。

② 脳機能

1）機能の側性化

　先に述べたように，大脳は左大脳半球と右大脳半球に分けられ，交連線維である脳梁によって結合されている。左右の大脳半球は言語機能や視空間性注意といった高次脳機能において，その働きに左右差があることが明らかとなっている。例えば，言語や計算，行為などの機能はほとんどの人が左半球にあるとされ，空間性注意や視空間認知，構成などの機能は右半球にあるとされる（図2-9）。このように，特定の高次脳機能の処理が，左または右の大脳半球において重点的に行われることを側性化または半球優位性があるという。ただし，この側性化は相対的であること，また，側性化の程度には個人差があることがわかっている。言語機能に関しては左半球の優位性が強く，ほとんどの人の言語機能が左半球に側性化している。また，側性化の程度は利き手と関連することが知られており，右利きの人で約98％，左利きの人で約70％が左半球に側性化していると考えられている。

2）言語のネットワーク

　言語や記憶，空間性注意などの高次脳機能は，大脳のいくつかの領域が協同で働く神経ネットワークによって，その機能を遂行していると考えられている。言語の神経ネットワークに含まれる主な領域は，シルヴィウス裂の周囲や皮質下に存在することがわかっている。

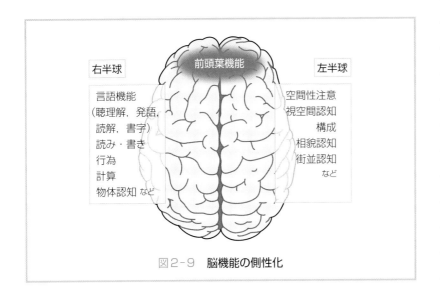

図2-9　脳機能の側性化

行　為
コミュニケーション動作（「バイバイ」や「おいでおいで」など）やジェスチャーの表出・模倣，道具使用のパントマイム，実際の道具の使用動作といった意図的な動作のこと。

空間性注意
外界の空間に対する注意のこと。通常は，左右の空間にほぼ均等に注意を払い，そこにある物を見つけたり操作したりすることができる。

構　成
構成能力
いくつかの要素を1つのまとまりのあるものとして組み立てることを構成といい，その能力を構成能力という。構成能力に障害があると，図形の模写や積木の構成などの課題に困難を示す。

♪　言語に関連する神経ネットワーク—二重経路モデル—　♪♪

　近年，MRIの拡散テンソル画像により白質の画像化が可能になったことから，言語の神経ネットワークに関してより詳細な検討が行われるようになってきた。

　藤田[3]は言語の神経ネットワークに関する有力な理論として，Hickokら[4]の二重経路モデルを紹介している。ここでは，これら文献[3], [4]を基に二重経路モデルの概略を紹介する。

　二重経路モデルでは，音声言語の処理系として，理解に関する腹側路 ventral streamと産生に関与する背側路 dorsal streamを想定している。このモデルにおいては，音声処理の初期段階で周波数・時間的分析が両側上側頭回で行われ，また音韻レベルの処理や音韻表象へのアクセスは両側上側頭溝後半部で行われるとされる。音声処理は次の段階で，腹側路と背側路に分かれ，腹側路では語の音韻情報と意味情報のマッピングが，背側路では音声の感覚表象と構音運動表象のマッピングが行われるとされる。腹側路に関与する領域は中・下側頭回後部，背側路に関与する領域は左半球優位であり，シルヴィウス溝の頭頂・側頭葉接合領域（Spt領域）が感覚運動のインターフェイスの役割を担っており，前頭葉のブローカ野や前運動野は構音ネットワークを構成していると考えられている。

　石合[5]は，言語の神経ネットワークの構成と機能を「一次聴覚野から上側頭回・溝後部」「側頭葉内のネットワーク」「前頭-側頭-頭頂（後頭）葉が構成する腹側系ネットワーク」「側頭葉後部と前頭葉とを結ぶ背側系ネットワーク」「下前頭回と前頭葉内側面のネットワーク」「下前頭回から中心前回中〜下部」「皮質下性失語や視床失語の発現にかかわるネットワーク」に分け詳細に論じている。詳しくは石合の成書[5]を参照されたい。ここでは脳内の言語処理の「腹側系」と「背側系」，および「駆動」にかかわる脳領域とそれぞれの機能について石合の成書[5]を基に整理したい。

　言語音は上側頭回（または上側頭溝）の後方部において，認知・把持され，その下方の側頭葉後部付近で語彙（語形）として認知される。前部側頭葉は，語の意味に関与しており，側頭葉の後部と前部の連絡によって，語の大まかな意味理解が行われる。ただし，語のレベルを超えた意味処理には，前頭葉，側頭葉，頭頂葉（一部は後頭葉）からなる言語の「腹側系」ネットワークが関与するとされる。「背側系」ネットワークは，上・中側頭回後部と中・下前頭回後部，中心前回，弓状束からなる。「背側系」ネットワークは，復唱のルートとしての機能に加えて，正しい構音と正しい音韻認知のモニタリングにも関与しているとされる。前頭葉内側面にある補足運動野は，発話の開始と自発性に関与しているとされ，この補足運動野とブローカ野を結ぶ経路は発話の「駆動」の役割を担っていると考えられている。

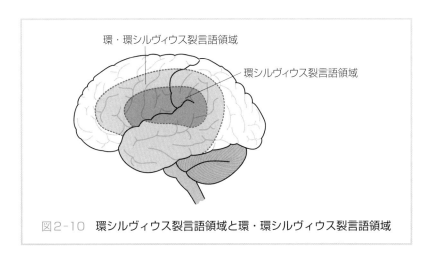

図2-10　環シルヴィウス裂言語領域と環・環シルヴィウス裂言語領域

　シルヴィウス裂を取り囲む言語領域は，環シルヴィウス裂言語領域（シルヴィウス裂周囲言語領域）と呼ばれ，音韻の処理に関与すると考えられている。環シルヴィウス裂言語領域には，ブローカ野とウェルニッケ野，この両者をつなぐ弓状束，縁上回，中心前回，中心後回が含まれる。一方，環シルヴィウス裂言語領域をさらに取り囲む領域は，環・環シルヴィウス裂言語領域と呼ばれ，意味を担う領域であると考えられている（図2-10）。環シルヴィウス裂言語領域が保たれている場合には，復唱が良好，あるいは他の言語機能に比べて保たれる失語型を呈する。

　皮質下の領域では，被殻や視床が言語の処理に関与するとされる。被殻は大脳基底核（尾状核，被殻，淡蒼球，視床下部，黒質）に含まれる神経核で，大脳皮質や脳幹，小脳などと神経連絡路をもつ。視床は，第3脳室の両脇にある間脳に含まれる神経核で，あらゆる感覚情報（体性感覚，痛覚，視覚，聴覚，味覚など）の中継地点としての役割を担っている。被殻を中心とする病巣では線条体失語を，視床を中心とする病巣では視床失語を呈することがある。

Ⅲ　失語症の原因

　失語症は，大脳半球の言語領域の病変や損傷によって生じる高次脳機能障害のひとつであるため，様々な疾患が原因となり得る。原因疾患として最も頻度が高いのは脳血管障害であり，その他，頭部外傷，変性疾患，炎症性疾患，脳腫瘍，てんかんなどが失語症の原因となる。

動脈硬化
動脈の血管が硬くなって弾力性が失われた状態で，血管の内腔にプラークや血栓が生じて血管が詰まりやすくなる。

塞栓子
栓子ともいう。血管を詰まらせる原因となるもので，血栓やプラーク，脂肪，空気などがある。

側副血行路
主要な血管に閉塞がみられた場合に，血液循環を維持するために新たに形成される血管の迂回路のこと。

プラーク
血管内壁に弱状の隆起となって付着したコレステロールや脂肪などの成分のこと。

① 脳血管障害

　脳血管障害のうち急性発症するものを脳卒中という。脳卒中は，血管の狭窄や閉塞による虚血性の疾患である脳梗塞と，血管の破綻による出血性の疾患である脳出血，くも膜下出血に分けられる。

1）脳梗塞

　脳梗塞には，発生機序による分類と臨床的な分類がある（表2-1）。発現機序による分類では，①血栓性と，②塞栓性，③血行力学性に分けられる。血栓性の脳梗塞は，動脈硬化症によって脳動脈が閉塞することによって引き起こされる。塞栓性の脳梗塞は，心臓内の血栓や動脈の壁在血栓が塞栓子となって脳動脈を閉塞することによって引き起こされる。血行力学性の脳梗塞は，脳動脈の主幹部に閉塞や高度の狭窄があることによって脳灌流圧が低下し，さらに，側副血行路による血流も十分でない場合に引き起こされる。

　脳梗塞の臨床的な分類では，①アテローム血栓性脳梗塞，②心原性脳塞栓症，③ラクナ梗塞に分けられる。以下にそれぞれのメカニズムと特徴について概説する。なお，失語症の臨床場面で原因疾患について言及する場合には，臨床的な分類が用いられることが多いが，発現機序による分類と併せて脳梗塞を理解すると，既往歴と脳梗塞発症との関連や，失語症の予後の推測，患者の今後の生活におけるリスク管理などを考える際に役立つ。

（1）アテローム血栓性脳梗塞

　アテローム血栓性脳梗塞は，脳血管の動脈硬化性病変を基盤として生じるもので，高血圧や糖尿病，脂質異常症，肥満や喫煙などが危険因子と考えられている。

　アテローム血栓性脳梗塞には以下に述べるようにいくつかの発現機序があり，これらが重複して発症する場合もある。1つは，血管内のプラークが大きくなって脳血管を閉塞してしまう血栓性の機序である。もう1つは，プラークや血栓が塞栓子となって末梢の血管に脳梗塞を引き起こしてしまう塞栓性の機序である。これらに加えて，脳動脈の主幹部に閉塞や狭窄が

表2-1　**脳梗塞の分類**

発生機序による分類	①血栓性
	②塞栓性
	③血行力学性
臨床的な分類	①アテローム血栓性脳梗塞
	②心原性脳塞栓症
	③ラクナ梗塞

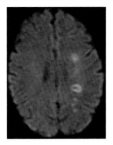

図2-11　アテローム血栓性脳梗塞
MRI拡散強調画像。左中大脳動脈境界領域に縦走する梗塞巣を認める。

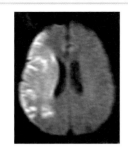

図2-12　心原性脳塞栓症
MRI拡散強調画像。右中大脳動脈領域広範に塞栓性病巣を認める。

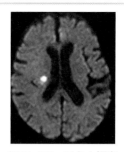

図2-13　ラクナ梗塞
MRI拡散強調画像。右放線冠に小梗塞巣を認める。

あるものの，側副血行路により血流が維持されている場合に，灌流圧の低下や血液粘度の上昇が加わることで，脳梗塞をきたす血行力学的な機序もある。血行力学的な機序による脳梗塞は，脳動脈の血管支配領域の境界に生じるため，境界域梗塞や分水嶺梗塞と呼ばれる。この境界域梗塞によって，後述する超皮質性運動失語や超皮質性感覚失語，混合型超皮質性失語（言語野孤立症候群）が生じることがある（図2-11）。

（2）心原性脳塞栓症

　心原性脳塞栓症は，心原性か，経心性の塞栓により脳動脈が閉塞したものをいう。このタイプの脳梗塞では，塞栓子が脳動脈を閉塞することによって突然発症することが特徴である。発現機序が"心原性"の場合は，心臓内にできた血栓が塞栓子となり脳動脈を閉塞することによって脳梗塞が生じる。心房細動やうっ血性心不全，僧帽弁や大動脈弁疾患などの心臓疾患が心内血栓の原因とされる。一方，"経心性"の場合は，末梢の静脈血栓が心臓の左右のシャント（短絡）を通して脳動脈へ運ばれ塞栓子となり脳梗塞をきたすもので，卵円孔開存症や心室中隔欠損症などが原因とされる。心原性脳塞栓症では，脳血管の支配領域に一致した梗塞巣を呈することが多い（図2-12）。

（3）ラクナ梗塞

　ラクナ梗塞は大脳の深部穿通枝領域に認められる直径1.5cm以下の小梗塞をさす。好発部位は，大脳基底核や視床，深部白質，脳幹などである。被殻や視床の病変では失語症を呈する場合がある（図2-13）。

2）脳出血

　脳出血は，脳動脈の破綻により脳実質内に出血が生じた状態である。脳出血はその原因から，高血圧性と二次性（続発性）の2つに分類される。ただし，臨床場面で脳出血という場合には，通常，高血圧性脳出血のこと

心房細動
不整脈の一種。心房が十分に収縮せず，痙攣するように細かく震えるため脈が不規則になる。自覚症状として，動悸や息切れ，倦怠感などがみられる。心房内の血液がよどむことで心内血栓が形成されやすい。

うっ血性心不全
心臓のポンプ機能が低下して，心臓から身体が必要とする量の血液を送り出すことができなくなり，肺に血液がたまってしまう（うっ血）状態。心臓弁膜症や心筋梗塞，心筋症がポンプ機能低下の原因となる。息切れ，むくみ，疲れやすいといった症状がみられる。

シャント（短絡）
血液や体液が本来のルートとは別のルートで流れる状態。

卵円孔開存症
右心房と左心房の間の壁に穴が開いている状態を心房中隔欠損症といい，その中で，心房の一部が弁のようになってくっついたり離れたりしている状態を卵円孔開存症という。

心室中隔欠損
生まれながら右心室と左心室の間の壁に穴が開いている状態。学齢期までに自然閉鎖することが多いが，心不全がみられる場合は早期に手術の適応となる。穴が小さい場合には，手術をせずに成長し成人している人もいる。

脳動静脈奇形（AVM）
脳内の動脈と静脈が毛細血管を介さずに直接つながり，ナイダスと呼ばれる血管の塊を形成する。脳出血やくも膜下出血の原因となる。

脳動脈瘤
脳血管が分岐する部分は血流による負荷がかかる。この部分の血管壁が薄くなってコブ状になったものを脳動脈瘤という。くも膜下出血や脳出血の原因となる。

もやもや病（ウィリス動脈輪閉塞症）
内頸動脈の終末部（前大脳動脈と中大脳動脈に分かれる部分）が左右ともに狭窄または閉塞をきたし，その血流不足を補うために周囲に異常血管網がつくられる。この異常血管網が，煙が立ち上るように見えることからもやもや病と呼ばれる。

アミロイドアンギオパチー
アミロイドベータ蛋白が脳の小血管壁に沈着することによって，血管壁が脆くなり脳出血を生じる疾患。高齢者の脳出血の原因のひとつとされる。高血圧の有無にかかわらず再発を繰り返すことが特徴。

を意味する。

　高血圧性脳出血は，未治療の高血圧が背景となって発症することが多い。高血圧性脳出血の好発部位は，被殻や視床，橋などであり，被殻や視床の脳出血では失語症を呈する場合がある。一方，二次性脳出血は，脳動静脈奇形（AVM），脳動脈瘤，もやもや病（ウィリス動脈輪閉塞症），血管腫，脳腫瘍，アミロイドアンギオパチーなどが原因とされる。二次性脳出血は，様々な部位で出血をきたし局所症状を引き起こす。したがって，出血が言語領域に及んだ場合には，失語症を呈することがある（図2-14）。

3）くも膜下出血

　脳の表面は外側から硬膜，くも膜，軟膜という膜で覆われており，くも膜と軟膜の間をくも膜下腔という。くも膜下出血は，脳血管の一部が破綻し，出血がくも膜下腔へ広がった状態である。発症時には，激しい頭痛や嘔吐，意識障害を伴うことが特徴とされるが，軽い頭痛の自覚のみで発症する場合や，発症後まもなく死にいたる場合もあり，出血の程度や脳内への広がり方により初発症状は多様である。男女比については，1：2で女性に多く，男性のピークは55～59歳，女性のピークは70～74歳[6]とされる。また，死亡率は20％程度[7]と推定されている。発症原因としては，脳動脈瘤の破裂による出血が多いが，脳動静脈奇形や頭部外傷なども原因となる。

> ♪ 血栓と塞栓，分水嶺 ♪♪
> 　血栓は，文字どおり「血の栓」であり，塞栓は「塞ぐ栓」である。したがって，血管壁にプラークが生じて血管が徐々に狭くなっていく場合は「血（の）栓」，心臓にできた血栓が動脈を流れていって脳血管を塞ぐ場合は「塞（ぐ）栓」となる。前者には「アテローム血栓性脳梗塞」，後者には「心原性脳塞栓症」がある。
> 　分水嶺梗塞の「分水嶺」も，元の意味をたどれば理解しやすい。「分水嶺」は，もともとは地理に関する用語であり，地表に降った雨水がいくつかの水系に分かれる境目のことをさす。したがって，分水嶺梗塞とは，「水系の分かれ目」の脳梗塞，つまり，異なる血管支配領域の境目に生じた脳梗塞を意味する。
> 　このように，専門用語に含まれる漢字やことばの意味に着目すると，正しい理解につながることがある。

> 注）ただし，アテローム血栓性脳梗塞には，血管壁にプラークが生じる血栓性の機序のほかに，血管壁にできた血栓がはがれて塞栓子となって血管を閉塞する塞栓性の機序もあることに留意する。

AVM：arteriovenous malformation

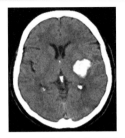

図2-14　脳出血（被殻出血）
頭部CT。左被殻に脳内出血を認める。

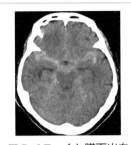

図2-15　くも膜下出血
頭部CT。鞍上槽，迂回槽，両側シルヴィウス裂にくも膜下出血を認める。

脳血管攣縮
攣縮とは痙攣性の収縮をさす。脳血管攣縮とは，くも膜下出血発症後1～2週間にみられる現象で，脳の血管が縮んで細くなり血液の流れが悪くなる状態をいう。

　くも膜下出血は脳実質内への出血を伴わないため，通常は，失語症などの高次脳機能障害をきたさないことが多い。ただし，くも膜下出血後に脳血管攣縮を生じて脳梗塞を併発した場合には，失語症などの局所症状が出現することがある（図2-15）。

♪ 脳血管障害と脳卒中 ♪♪
　脳血管障害と脳卒中は，同義のように扱われることがあるが，厳密には異なる用語であることを理解しておきたい。
　脳血管障害は文字どおり，脳の血管の障害であり無症候性，局所性脳機能障害，血管性認知症，高血圧性脳症に分類され，局所性脳機能障害が一過性脳虚血発作（TIA）と脳卒中strokeに大別される。
　脳血管障害のうち急性発症するものを脳卒中という。さらに，脳卒中は，脳血管の狭窄や閉塞によって脳の血流が途絶えた虚血性の脳梗塞と，脳血管の破綻による出血性の脳出血，くも膜下出血に分類される。脳血管障害と脳卒中の関係を次の図に示す。

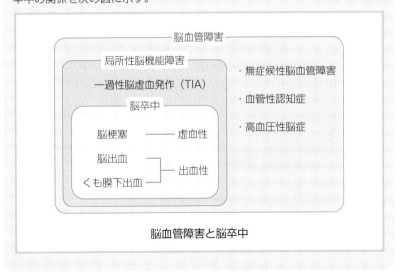

脳血管障害と脳卒中

② その他の障害

1）頭部外傷

　頭部外傷とは，交通事故や転倒・転落などによって頭部に強い外力が加わり，頭部の軟部組織（皮膚や皮下組織）や頭蓋骨，頭蓋内に損傷をきたした状態である。このうち，頭蓋内の脳組織が破壊された状態を外傷性脳損傷という。

　外傷性脳損傷は，局所性脳損傷とびまん性脳損傷に分けられる（図2-16）。局所性脳損傷は，脳の特定の部位に強い力が加わり，脳組織が破壊されるもので，脳挫傷，硬膜外血腫，硬膜下血腫，脳内血腫に分類される（図2-17）。局所性脳損傷では，強い外力が加わった部位の直下と，外力が加わった対側に脳損傷が生じる。前者は直撃損傷，後者は反衝損傷

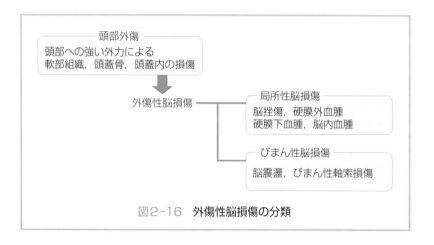

図2-16　外傷性脳損傷の分類

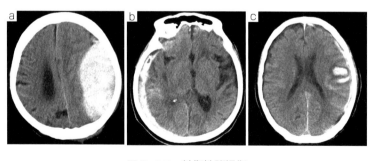

図2-17　外傷性脳損傷

a　硬膜外血腫：頭部CT。左前頭葉頭頂葉円蓋部に凸レンズ状の血腫を認める。
b　硬膜下血腫：頭部CT。右側頭後頭葉円蓋部に三日月状の血腫を認める。
c　脳挫傷，脳内血腫：頭部CT。左前頭頭頂葉皮質下に血腫を認める。同病巣の円蓋部には硬膜下血腫も認める。

（対側損傷）と呼ばれる。また，直撃がどの部位にあったとしても，頭蓋骨の解剖学的な特徴から，前頭葉や側頭葉に局所的な脳損傷をきたすことが多い。

びまん性脳損傷は，頭部への強い外力によって脳に回転性の力が加わり，軸索が広範囲に断裂するもので，脳震盪とびまん性軸索損傷に分類される。脳震盪では，脳の構造に明らかな異常が認められることはないが，びまん性軸索損傷では，大脳白質の広い範囲に影響が及ぶ。

頭部外傷の原因は，若年者では交通事故，高齢者では転倒・転落が多い。また，児童虐待の増加を反映し，2歳以下の重症頭部外傷の原因としては虐待による頭部外傷（AHT）が最多[8]となっている。

外傷性脳損傷では，高次脳機能障害が出現することが多い。局所性の脳損傷では，損傷部位に応じた症状が出現する。したがって，言語領野に脳損傷があれば失語症をきたす可能性がある。一方，びまん性脳損傷では，遂行機能障害や注意障害，ワーキングメモリの低下，社会的行動障害など多彩な高次脳機能障害をきたすことが多い。

2）神経変性疾患

神経変性疾患とは，何らかの原因によって脳や脊髄の神経細胞の中の，ある特定の神経細胞群が徐々に変性していく疾患の総称である。神経変性

軸　索
神経細胞は細胞体とそこから伸びる多数の突起からなる。突起は多数の樹状突起と1本の長い突起に分けられる。この1本の長い突起を軸索（神経軸索）という。

♪ 乳幼児の頭部外傷と虐待 ♪♪

虐待による乳幼児頭部外傷はAHTと総称され，2歳以下の乳幼児における重症頭部外傷の原因として最多[8]となっている。

AHTに関しては，虐待以外の要因による頭部外傷との違いが指摘されている。まず，受診経路に関しては，非虐待頭部外傷群と虐待疑いもしくは虐待を否定できなかった群の比較から，虐待群で夜間急患センターを受診する症例が多く，救急車で来院する症例が少ないこと，外傷の種類としては，骨折と急性および慢性を含めた硬膜下出血が多い[9]ことが報告されている。また，初診時には，嘔吐，食思不振，栄養不良など非特異的症状や，頭位拡大，痙攣発作，発達遅滞など神経学的主訴で受診する場合，きょうだいの受傷を契機に発見される場合，心肺停止例のautopsy imagingで明らかになる場合[8]があるなど，様々な臨床症状を呈し，画像診断検査がAHTを疑うきっかけとなることが少なくない[10]。さらに，長期予後に関しては，死亡率が20〜25%[8]と高く，その他精神発達遅延や運動機能障害（痙性片麻痺・痙性対麻痺），痙攣，脳萎縮を伴う小頭症，視力障害，言語障害，認知行動異常，睡眠障害，知的障害，易興奮性，攻撃性，注意力障害など多様な障害が存在する[8]ことがわかっている。

AHT：abusive head trauma in infants and young children

筋萎縮性側索硬化症（ALS）
手や足の筋肉，飲み込みや呼吸に必要な筋肉など，全身の筋肉が萎縮し筋力が低下していく疾患。

脊髄小脳変性症（SCD）
小脳を中心に神経細胞の変性が生じる。身体がふらつく，呂律が回らない，ことばが滑らかに話せないなどの症状が出現し，徐々に進行する疾患。

近時記憶
数分から数日前の記憶をさす。ただし，保持時間の明確な規定はない。情報の記銘と想起の間に干渉があるのが特徴。

疾患では，どの神経細胞群が変性するのかによって，出現する症状は様々である。例えば，上位・下位の運動ニューロンの変性が主体である筋萎縮性側索硬化症（ALS）では，筋力の低下が徐々に進行し，小脳の変性が主体である脊髄小脳変性症（SCD）では，身体のバランスがとりにくくなる失調の症状が徐々に進行する。また，大脳皮質の変性が主体である神経変性疾患，例えば，アルツハイマー病や前頭側頭葉変性症，皮質基底核変性症，レビー小体型認知症などでは，変性が生じた領域の機能を反映し，記憶障害や失語，失行といった様々な高次脳機能障害が出現する。

　ここでは，失語症の原因となる代表的な神経変性疾患として，前頭側頭葉変性症，アルツハイマー病，大脳皮質基底核変性症について概説する。

（1）前頭側頭葉変性症（FTLD）

　前頭側頭葉変性症は，前頭葉や側頭葉の神経細胞が変性し，大脳が萎縮していく疾患群のことである。主に若年期（40～63歳）に発症する[11]とされる。タウ蛋白やTDP-43，FUSなどの異常蛋白の蓄積が原因と考えられているが，なぜこのような変化が生じるのかについては明らかでない。前頭側頭葉変性症は，臨床症状の違いから前頭側頭型認知症，進行性非流暢性失語，意味性認知症の３つに分けられる（表2-2）。このうち進行性非流暢性失語と意味性認知症は，原発性進行性失語（PPA，第２章第Ⅴ節（p.75）参照）の中に含まれる。

（2）アルツハイマー病

　アルツハイマー病は，側頭葉内側面の海馬を中心とした領域から変性が進行する神経変性疾患である。65歳以上の老年期に発症することが多いが，若年での発症例もある。病理学的には，大脳皮質などに神経原線維変化と老人斑が広範にみられる。症状としては，海馬の萎縮を反映した近時記憶の障害が初発症状として出現し，そのほかに，注意障害や遂行機能障害，見当識障害，構成障害などの高次脳機能障害も生じてくる。一般的にも，アルツハイマー病の中核症状は近時記憶の障害であることが知られているが，中には，「他の認知障害がさほど目立たないのに言語症状が前景に立つ亜型が存在する」[12]ことがわかっている。そのひとつが，原発性進行性失語に含まれるロゴペニック型原発性進行性失語（LPA）である。また，LPA以外で言語症状が前景に立つタイプとして，①喚語困難/漢字の健忘

表2-2　前頭側頭葉変性症の分類

前頭側頭型認知症	自発性の低下や常同行動，脱抑制などの人格変化，行動異常が特徴。前頭葉や側頭葉の前方に萎縮や血流低下がみられる
進行性非流暢性失語	自発話の減少，非流暢な発話（発話速度の低下，発語失行），失文法などが特徴。前頭葉を中心に萎縮や血流低下がみられる
意味性認知症	意味記憶障害（名詞の意味の喪失）が特徴。側頭葉の前方を中心とした萎縮や血流低下がみられる

ALS：amyotrophic lateral sclerosis　　SCD：spinocerebellar degeneration
FTLD：frontotemporal lober degeneration　　TDP：TAR DNA-binding protein
FUS：fused in sarcoma　　PPA：primary progressive aphasia
LPA：logopenic progressive aphasia

失書型，②超皮質性感覚失語型，③左側頭葉型（SD様AD）などの亜型[12]が報告されている。

（3）大脳皮質基底核変性症（CBD）

　大脳皮質基底核変性症は，大脳皮質と大脳基底核に異常蛋白が蓄積する神経変性疾患である。大脳基底核の症状であるパーキンソニズム（筋強剛，無動，姿勢保持障害など）と，肢節運動失行や観念運動失行，構成障害，失語症などの皮質症状が緩徐に進行する。脳画像（CTやMRI）で，左右非対称の大脳の萎縮がみられ，四肢にみられる症状にも左右差があるのが特徴である。CBDでは，大脳の萎縮が言語領域に及んだ場合に失語症を呈することがある。

3）感染性疾患

　感染症は，細菌やウイルスなどの病原体が体内に侵入することによって引き起こされる様々な疾患の総称である。感染症のうち中枢性神経系の感染症は，障害が生じる部位によって主に髄膜の感染症，脳実質・脊髄の感染症，脳静脈系の感染症に分類される（表2-3）。このうち脳実質の感染症は，失語症を引き起こす原因疾患となることがある。ここでは，ウイルス性の感染症である単純ヘルペス脳炎と細菌性の感染症である脳膿瘍について概説する。

（1）単純ヘルペス脳炎

　単純ヘルペス脳炎は，単純ヘルペスウイルス（HSV）による脳炎で，脳炎全体の約20％[13]を占める日本で最も頻度の高い脳炎である。発熱，頭痛，嘔吐，倦怠感，項部硬直に加え，意識障害，痙攣，幻覚や妄想，錯乱などの精神症状を伴う。また，側頭葉の内側部に好発するため記憶障害を呈することが多く，病巣の広がりによっては，失語症をきたすこともある。

　単純ヘルペスウイルスの感染経路は，①上気道感染から嗅神経を介して

表2-3　主な中枢神経系の感染症

髄膜の感染症	・細菌性髄膜炎 ・結核性髄膜炎 ・真菌性髄膜炎 ・ウイルス性髄膜炎 ・硬膜下/硬膜外膿瘍
脳実質の感染症	・単純ヘルペス脳炎 ・亜急性硬化性全脳炎 ・進行性多巣性白質脳症 ・クロイツフェルト-ヤコブ病 ・インフルエンザ脳症 ・脳膿瘍　　　　　　　　など

SD：semantic dementia　　AD：Alzheimer disease　　CBD：corticobasal degeneration
HSV：herpes simplex virus

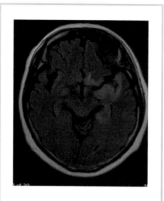

図2-18　単純ヘルペス脳炎
MRI FLAIR画像。左側頭葉内側，前頭葉眼窩面に病巣を認める。

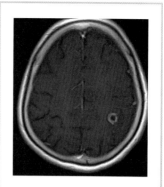

図2-19　脳膿瘍
MRI T1強調像。Gd-DTPA（造影剤）増強。左頭頂葉皮質下に周縁をリング状に増強される腫瘤性病変を認める。

のルート，②血行性ルート，③感染した神経節からのルートの３通り[14]があると考えられている。治療が遅れれば予後不良であること，救命しても後遺症が残ることから，抗ウイルス薬による早期治療が必要な疾患である（図2-18）。

（2）脳膿瘍

連鎖球菌（好気性，嫌気性）やブドウ球菌などの細菌の感染によって脳実質内に濃が貯留した状態を脳膿瘍という。中耳炎，副鼻腔炎からの直接波及による感染が最も多いとされる。先天性心疾患や感染性心内膜炎，呼吸器疾患などを要因とする血行性の感染によって発生することもある。発熱，頭痛，嘔吐，痙攣などの症状に加え，片麻痺や失語，半盲など，病変部位を反映した局所症状が生じる（図2-19）。

4）脳腫瘍

脳腫瘍は，頭蓋骨の中に発生した腫瘍の総称であり，原発性脳腫瘍と転移性脳腫瘍に分けられる。さらに，原発性脳腫瘍は，腫瘍が発生した部位により脳実質外腫瘍と脳実質内腫瘍に分けられる。脳実質外腫瘍は主に良性の腫瘍であり，髄膜腫や下垂体腺腫，神経鞘腫などが含まれる。脳実質内腫瘍は主に悪性の腫瘍であり，神経膠腫（グリオーマ），膠芽腫（グリオブラストーマ），悪性リンパ腫，胚細胞腫瘍などが含まれる。

脳腫瘍の症状には，腫瘍の増大や脳浮腫などにより生じる頭痛や嘔吐などの頭蓋内圧亢進症状と，腫瘍が存在する部位に応じた様々な局所症状がある。脳腫瘍が言語に関連する領域に生じた場合には，局所症状として失語症をきたすことがある（図2-20）。

FLAIR：fluid attenuated inversion recovery

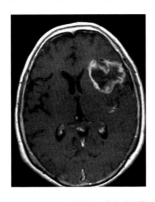

図2-20　脳腫瘍（髄芽腫）

MRI T1強調像。Gd-DTPA（造影剤）増強。左前頭葉弁蓋部に，周縁をリング状に増強される腫瘍性病変を認める。

5）てんかん

　てんかんは，大脳ニューロンの異常な興奮によって，痙攣などの発作症状をきたす慢性の中枢性疾患である。ニューロンの異常な興奮が大脳の局所で生じる部分発作と，異常な興奮が両側大脳半球の広範囲に生じる全般発作に分けられる。部分発作には，身体の一部の痙攣やしびれなどを示す単純部分発作と，一点を凝視し運動が停止する状態で発作が始まり発作中に口をもぐもぐさせる，ボタンをいじるなどの自動症を伴う複雑部分発作がある。単純部分発作では発作中の意識が保たれるのに対し，複雑部分発作では意識障害を伴う。また，全般発作には，突然に意識が減損し活動が停止するが，すぐに元の状態に戻り活動を再開する欠神発作，身体の一部に瞬間的な筋の収縮が生じるミオクロニー発作，意識消失とともに全身の筋の硬直が生じ，その後，筋の収縮・弛緩を繰り返す強直間代発作がある。

　側頭葉てんかんの前兆として言語理解障害や喚語困難（次ページ参照）などの失語症状がみられることがわかっている。また，部分発作が言語に関連する領域で生じた場合には，発作中に言語停止が生じることもある。小児においては，正常に知的機能や言語機能が発達していた幼児において，聴覚障害を疑う音声への反応が出現したのち，言語が不明瞭になり発語の減少や消失を呈するランドウ-クレフナー症候群（LKS，第2章第Ⅵ節（p.83）参照）がある。

IV　失語症の症状

親密度
単語のなじみ深さ。

心像性
イメージのしやすさ。

音韻
日本語や中国語などで漢字の音を構成する音，つまり声などの総称。平仮名はその音韻を形としてシンボル化した記号である。

1 発　話

1）喚語困難

　喚語困難 word finding difficultyは，意図した単語が想起，つまり喚語できない状態であり，結果として単語が出ない。これは失語症の中核症状であり，どのタイプの失語症でもみられる。一般に，頻度や親密度，心像性が高い単語で喚語がしやすい。また，「ひまわり」という単語を言おうとして「夏に咲く，背の高い，黄色の…」のように，出てこない単語を他の言い回しで表現したり，説明することで表現したりすることを迂回反応，あるいは迂言という。

2）錯　語

　錯語 paraphasiaは，意図した単語とは異なる単語や非語が表出される状態である。

（1）音韻性錯語

　目標とする単語が推測できる程度の音の誤りが生じたものを音韻性錯語 phonological paraphasiaと呼ぶ（例：みかん→みたん）。音韻性錯語における音韻の誤り方は，いくつかの種類に分けられる。以下に代表的なものを示す。

　①置換は，目標とする単語内のある音が別の音に置き換わる誤りである。これは，例えば「いちご」に対して「せちご」というような場合である。

　②転置は，目標とする単語内で音の位置が入れ替わる誤りである。これは，例えば「かたつむり」に対して「かたむつり」というような場合である。

　③省略は，目標とする単語内のある音が省略される誤りである。これは，例えば「のこぎり」に対して「のぎり」というような場合である。

　④付加は，目標とする単語に余分な音が付け加えられる誤りである。これは，例えば「きのこ」に対して「きのこす」というような場合である。

　自らの音韻の誤りに気づいている場合には，修正を繰り返して正しい音韻に近づけようとする接近行為 conduite d'approcheを認めることがあ

表2-4　語性錯語の分類

音韻的類似性		意味的関連性	
		あり	なし
	あり	混合性錯語	形式性錯語
	なし	意味性錯語	無関連錯語

る。これは，伝導失語によくみられる。

　意図した単語が推測できないほどに音韻性の誤りが生じ，その単語が日本語に存在しないものを新造語 neologismという（例：電話→にふれぶ）。これは，語新作とも呼ばれる。

（2）語性錯語

　目標とする単語とは異なる単語に置き換わる誤りが生じたものを語性錯語 verbal paraphasiaと呼ぶ。語性錯語は，目標とする単語との意味的な関連の程度や音韻的な類似性の程度により，いくつかの種類に分けられる（表2-4）。

①意味性錯語 semantic paraphasiaは，目標語と意味的に関連する単語への誤りである（例：猫→犬）。

②無関連錯語 irrelevant paraphasiaは，目標語とは意味的に関連のない単語への誤りである（例：猫→電車）。

③形式性錯語 formal paraphasiaは，目標語とは意味的な関連はないが，音韻的な類似性がある単語への誤りである（例：かかし→からし）。

④混合性錯語 mixed paraphasiaは，目標語と意味的に関連し，さらに音韻的にも類似している単語への誤りである（例：馬→牛，メロン→レモン）。

　語性錯語は実在語への誤りであるが，一方で非実在語への誤りも生じることがある。この誤りを，記号素性錯語 monemic paraphasiaという。記号素性錯語は，複数の実在語である記号素が組み合わさり非実在語として表出される誤りである（例：竹→うま/くるま）。これは，皮質下性の失語症でみられることがある。

3）ジャルゴン

　ジャルゴン jargonは，意味のとれない発話のことである。この症状を示す患者は，自身の発話が意味をなしていないことには気づいていない場合が多い。重度のウェルニッケ失語にみられることが多い。

　新造語の頻発により発話の意味がとれない場合を新造語ジャルゴン neologistic jargonあるいは音韻性ジャルゴン phonemic jargonという。例えば「とくたけに　くしゃを　ころんで　えんじょうを　はいじします」のように，新造語が頻発する一方で，助詞や助動詞が保たれていることが

多く，文形式が推定できる。また，豊富な語性錯語のために意味が通じない発話の場合を意味性ジャルゴン semantic jargonという。例えば，「とびらをわたって　かいしゃを　さけんでいます」のような発話である。さらに，次々に多様な音が留まることなく続き，意味もなく文法的な要素を把握することも困難な発話を未分化ジャルゴン undifferentiated jargonという。例えば，「まさにきし　ねふとほのす…」のような発話である。

4）再帰性発話

　再帰性発話 recurring utteranceとは，発話しようとすると，ことばの意味にかかわらず無意識的・不随意的に同じ音や語が繰り返される発話のことである。この症状は，重度の非流暢性失語で認められる。再帰性発話は，「めてめてめて…」のように意味をもたない音や音の羅列の場合（無意味再帰性発話）と，「だから，だから，だから…」のように実在する単語の場合（実在語再帰性発話）とに分けられる。また，再帰性発話と類似した症状として，発話しようとすると決まった実在語が表出されてしまう

♪　流暢性　♪♪

　流暢性 fluencyは，重要な失語症の発話特徴のひとつである。失語症における流暢性は，発話的な側面の障害と言語的な側面の障害がかかわる概念である。失語症の症状を表す専門概念であり，一般に使用される「流暢」の辞書的な意味合いとは異なることに留意が必要である[15]。

　流暢性の評価に用いられることが多いのは，Boston失語症診断検査（BDAE）[16] の「話し言葉の特徴に関する評価尺度プロフィール」である。これには聴覚的理解，メロディ（抑揚），句の長さ，構音能力，文法的形態，会話中の錯語，喚語の7つの項目がある。このうち，聴覚的理解を除いた発話に関する6つの項目を用い，各項目を1〜7の7段階で評定する。また，その他の発話の流暢性評価尺度としては，Bensonの流暢性評価の10項目[17] があり，発話量，プロソディ，構音機能，句の長さ，努力性，休止，発話衝迫，保続，語の選択，錯語があげられている。

　流暢性は，ボストン学派の古典的分類における失語症タイプ分類の基準のひとつにもなっている。元々はCTやMRIなどによる脳画像がなかった時代に，病巣部位を推定するためなどの診断的意味合いが大きかった。一方で，失語症者の発話を流暢と非流暢に明確に分けることができない場合があることと，流暢性の評価は聴覚印象に基づく主観的評価であること，流暢か非流暢かを分けるだけでは訓練法の立案に直結しないことなどの指摘もある。しかしながら，流暢性は現在も失語症のタイプ分類や専門職種間における共通言語として有用な視点として用いられている[18]。

BDAE：Boston Diagnostic Aphasia Examination

残語 residual speechがある。これは，再帰性発話とは異なり，単調に繰り返すのではなく，残存した語や語句を文脈や状況に応じて多様なイントネーションで使い分け，何らかの意味を伝えている場合をさす。

5）反響言語

反響言語 echolaliaは，相手の発話をそのまま繰り返す発話症状である。発話の理解を伴わない脅迫的な繰り返しは，自動的反響言語と呼ばれる（「あなたのお名前は？」→「あなたのお名前は？」）。これは，超皮質性運動失語や混合型超皮質性失語でみられることがある。

自動的反響言語に対し，発話の一部を適切な形に変化させたり，修飾を加えたりするもの（「今日のお天気はどうですか？」→「今日のお天気は，晴れですね」）を反問性反響言語，あるいは減弱性反響言語と呼ぶ。これは，超皮質性感覚失語にみられることが多い。

6）補完現象

補完現象 completion phenomenonとは，慣用句やことわざなどを途中まで提示すると，求められていないのに残りの部分を自動的に補完してしまう症状である。例えば，「犬もあるけば…」と音声提示すると，「棒に当たる」と補完してしまうなどの反応である。超皮質性失語において出現することが知られている。

7）構音運動プログラムの障害

発話にあたっては，頭の中で想起した音韻を発声と構音により実際の音声として表出する必要がある。構音運動プログラムとは，この音韻を音声として実現するために必要な構音動作を行うための運動の記憶である。構音運動プログラムが障害されると，発話時に構音器官を適切な場所に位置づけたり，適切な速さやタイミングで動かしたり，運動の順序を正しく組み立てたりすることが困難となる。その結果，構音やプロソディの障害が生じることとなる。この構音運動プログラムの障害のことを，発語失行 apraxia of speech，または失構音 anarthriaと呼ぶ。

発語失行による発話特徴としては，構音の側面では歪み（ひず）を主とする構音の誤りが生じ，誤りは一貫性に乏しい。また，構音動作の複雑さに影響を受けるが，必ずしも構音動作が難しい音を容易な音に誤るとは限らない。加えて，発話開始の困難さ，努力的で試行錯誤を伴う構音の探索，不自然な間を認める。発話のリズムやアクセント，イントネーションなどの異常がみられ，音節化構音（母音の引き伸ばし）により全体的にゆっくり（発話速度の低下）で音の高低が平坦（ピッチの平板化）な発話となり，プロ

構　音
言語音を産生するために口唇や舌，呼吸も含め発声発語器官を動かすこと。

プロソディ
韻律とも呼ばれ，発話のアクセントや抑揚，速度，リズムの総称。

♪　復唱の障害　♪♪

　復唱とは，「私の言うとおりに言ってください」という教示を行って，入力された音声信号と同じ音声信号を返させる行為である[19]。この一見単純な復唱という行為には複数の処理がかかわり，正しく行われるためには，それらの処理が保たれている必要がある。具体的には，正しく音を聴き取らなければならないし，正しく聴き取った音を一時的に把持しなければないし，最終的には正しい音で発話しなければならない。つまり，入力，把持，出力の段階が想定される。

　音の聴き取りは「語音認知」であり，これが障害されると語音を正しく聴き取ることができず，正しく復唱することができなくなる。例えば，「け」が正しく聴き取れずに「へ」と復唱したり，単語においても「くるま（車）」が正しく聴き取れずに「ふるま」と復唱したりすることになる。

　聴き取った音の把持は，言語性短期記憶による「聴覚的把持」である。これが障害されると語音を正しく聴き取っても，聴き取った音を一時的に脳内に留めておくことができなくなり，そのため正しく復唱することができない。言語性短期記憶の選択的な障害による復唱の障害のことを復唱型 repetition の障害と呼ぶ。文の復唱においては，例えば「青い自動車が猛烈な速さで走ってきました」の復唱において「青い…自動車が…走ってきました」のように文の一部が脱落したり，「青い自動車が猛烈な…」のように途絶したり，「青い自動車が猛烈なスピードで走ってきた」のように意味的には同じであるが提示されたとおりではない復唱になったりする。

　語音を正しく聴き取り，さらに聴き取った語音を正しく把持することができても，出力すなわち発話の段階において正しい音韻を選択できなければ，結果的には正しく復唱することはできない。この音韻性の誤りに由来する復唱の障害のことを産生型 reproduction の障害と呼ぶ。例えば，「かたつむり」と復唱する際に，「かたむ」「かたせ」「かたせもし」のように音韻の誤りが生じ復唱ができなくなる。また，発話の段階でいえば，正しい音韻が選択されたとしても，発語失行による構音の誤りや，構音障害による構音の誤りが生じれば，正しく復唱することはできなくなる。

　また，復唱において，意味性錯語（例えば「教室」に対し「先生」）や形式性錯語（例えば「くるみ」に対し「くるま」）など実在語への誤りが生じるという特徴的な症状を呈することがある。これは，深層失語 deep dysphasia と呼ばれる。深層失語では，実在語に比べ非語の復唱が困難となる語彙性効果，具象語の復唱のほうが抽象語の復唱よりも容易な心像性効果が認められる。また，名詞や形容詞の復唱のほうが，動詞や機能語の復唱より容易な品詞効果が認められる。失語という名称がついているが，全体的な失語症状ではなく，復唱の症状のみをさしている。

表2-5　発語失行，運動障害性構音障害，音韻性錯語の鑑別点

	発語失行	運動障害性構音障害	音韻性錯語
発声発語器官の運動障害	なし	あり	なし
声の大きさ・質の異常	なし	あり	なし
音の誤りの一貫性	なし	あり	なし
探索行動	あり	なし	なし
プロソディの障害	あり	あり	なし

ソディ障害を認める。これらの発話特徴が自発話，呼称，音読，復唱のすべての発話表出において認められる。

　重度の発語失行では，単音から表出が困難となり，時に発声から困難となることがある。一方で，軽度の場合には会話や文レベルでの表出においてのみ障害を認める。

　発語失行は口腔顔面失行を伴うことが多いが，合併しないこともある。反対に，口腔顔面失行を認めるが，発語失行を認めないこともある。発語失行は，ブローカ失語の中核症状のひとつともいわれる。しかし，失語症とは独立して生じることもあり，この場合には純粋発語失行と呼ばれる。

　発話面における音の誤りは，発語失行，運動障害性構音障害，音韻性錯語によって生じる可能性がある。表2-5に，発語失行，運動障害性構音障害，音韻性錯語の鑑別点を示す。

8）保　続

　保続 perseverationとは，一旦賦活された心理過程が不必要に持続する状態[20] である。保続は，運動性保続，構えの保続，知覚性保続などいくつかの種類に分けられる。

（1）運動性保続

　運動性保続とは，一度実行された行為が不適切に繰り返される状態である。これは，間代性保続と意図性保続に分けられる。間代性保続は，実行された行為の一部あるいは全体が不随意的に繰り返されるものである。例えば，線を描くように求めると，同じような線を何本も引き続けてしまう。発話における語間代や反復言語は，この範疇に入る。意図性保続は，新たな行為を実行しようと意図した際に，それ以前に実行した行為が繰り返される症状である。失語症で生じる例としては，一度呼称した単語が，その後に違う単語を呼称しようとした際に出てくるような場合である。これらの運動性保続は発話，書字，描画や構成行為など様々な場面で出現する。

（2）構えの保続

　構えの保続とは，一度想起した概念や心の構えを切り替えることができず，不必要に持続する状態である。結果として，行為をやめたり切り替え

機能語
助詞や助動詞，接続詞など主に文法的な役割を担う語。

内容語
名詞や動詞，副詞，形容詞など単語自体が意味内容を表す語。

語　音
言語音のこと。

純粋語聾
環境音の認知は保たれる一方で，言語音の認知のみが障害された状態。第2章第Ⅵ節（p.81）参照。

たりすることが困難となる。言語面での影響としては，例えば漢字の書き取り課題を行った後に，平仮名での書き取り課題を行うようなときに，課題（求められる反応）が変わっているにもかかわらず，切り替えられず漢字を書字するような反応が認められるようなことが想定される。

（3）知覚性保続

知覚性保続は，一旦成立した知覚表象が対応する外界刺激がなくなった状態で，なお持続あるいは再現する状態である[21]。例えば，数時間前に見た車が見えるなどである。知覚性保続は，視覚，聴覚，触覚において報告されている。なお，知覚性保続は非言語性過程でしか知られておらず，失語の症状としてはみられない[21]。

9）失文法と錯文法

失文法 agrammatismは，助詞や助動詞などの機能語が脱落あるいは減少し，名詞や動詞などの内容語が中心となった発話のことである。"男の人が帽子をかぶっている"絵を説明するのに，「男の人…帽子…かぶる」というような発話である。ブローカ失語でみられる。

錯文法 paragrammatismは，助詞などの機能語の使用が認められるものの，誤った使われ方をしている場合をいう。"男の子がお母さんにハンカチを渡している"絵を説明するのに，「男の子にお母さんをハンカチで渡している」というような発話である。これは，ウェルニッケ失語などの流暢性失語で認められる。

② 聴覚的理解

1）語音認知障害

語音認知障害とは，聴力が正常であるにもかかわらず，聴き取った語音を音韻に同定することができない，つまり音としては聴き取れるがどの語音なのかはわからない状態である。語音聾 word-sound deafnessともいわれる。語音認知障害があると，単語を構成する語音を正しく同定できないため，結果として意味が理解できないことになる。また，復唱や書き取りも困難となる。語音認知障害が単独で生じた場合が，純粋語聾 pure word deafnessである。

2）単語理解障害

単語理解障害は，音韻列を単語として識別する段階の障害や，識別した単語を正しい意味に結びつける段階の障害である。前者は語形聾 word-

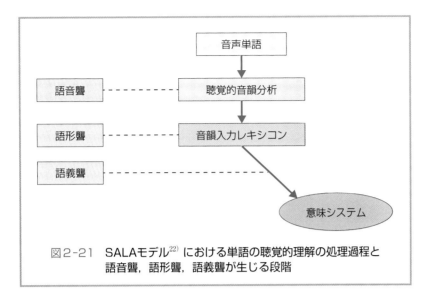

図2-21　SALAモデル[22]における単語の聴覚的理解の処理過程と
　　　　語音聾，語形聾，語義聾が生じる段階

既知感
ある事物や事象に対し，知って
いると感じる感覚。

高頻度語
日常生活で頻繁に使用される語
をさす。出現頻度が上位3,000
位までが高頻度語とされ，低頻
度語は9,001位以降のすべての
単語が該当する。国立国語研究
所などが調査を実施しリストを
作成しているが，調査対象とな
る年代や性別，職業，地域など
で変化する場合もある。

form deafnessと呼ばれ，後者は語義聾 word-meaning deafnessと呼ばれ
る。単語理解障害では単語の意味を理解できないが，これは単語を意味に
結びつけることができないだけであり，事物の意味そのもの，つまり概念
が損なわれているわけではない。図2-21に単語の聴覚的理解にかかわる
処理過程と語音聾，語形聾，語義聾の障害段階を示す。

（1）語形聾

　語形聾では，単語を構成する語音の認知は可能であるが，その単語が日
本語に実在する単語であるのか非実在語であるのかを判断することができ
ない。例えば，「みかん」という単語を聴覚的に提示された場合に，正し
く「みかん」と聴き取れても，「みかん」が日本語に存在する単語かどう
かの判断ができない。この実在語か非実在語かを判断する過程を評価する
検査としては，語彙性判断検査 lexical decision taskがある。語形聾では，
語音の認知は可能なため復唱は可能であるが，与えられた音列の既知感も
なく，単語の意味も理解できない。

（2）語義聾

　語義聾では，語音の認知が可能で語彙性判断にも問題がないが，単語を
正しい意味に結びつけることができない。つまり，正しく復唱ができ，既
知感もあるが，与えられた音列の意味がわからない状態である。基本的に
は意味そのものは保たれるため，文字で見せれば理解することができる。

　単語理解障害は，色や身体部位などの特定のカテゴリーにおいてのみ生
じる場合がある。また，単語の理解には，語彙のもつ特性が影響を与える
とされ，一般的に高頻度語が低頻度語より，高親密度語が低親密度語より，
高心像語が低心像語よりも理解されやすいとされる。

意味役割
動詞の意味を成立させる各要素（項）それぞれに割り振られた意味上の機能。

意味的選択制限
述語（動詞）と名詞との組み合わせに関する制限のこと。例えば，「飲む」に対しては主語には生物しかなり得ないという選択制限がみられる。

3）文理解障害

　文理解障害には，単語の理解障害に加えて，統語理解障害や聴覚的把持力の障害が関与する。文を理解するには個々の単語（名詞や動詞）の意味を理解するだけでは十分ではない。単語間の意味的な関係を統合することが必要となる。また，そのためには，ある程度それぞれの要素を把持することも必要とされる。

（1）統語理解障害

　統語とは，単語をつないで文をつくる際の規則である。統語理解には，まず統語解析の段階があり，次に統語構造から意味を解読する段階がある。統語解析では，統語構造を解析して文を構成する要素がどのような文法関係にあるのかを把握する。例えば「男の子がりんごを食べる」という文において，「主語＝男の子」や「目的語＝りんご」などを把握することが行われる。次に，この解析結果に基づき文を構成する要素同士の意味関係，つまり主語や目的語がもつ意味役割を解読する。意味役割には，動作主（動作を行う者）や対象（動作が行われる対象），道具（動作を行うときに道具として使うもの），起点（動作が起こる前の時点での場所）などがある。日本語では通常，格助詞によって表示され，これを解読することによって同定される。失語症者においては，このような格助詞の解読が困難になることがある。その場合，単語のもつ意味情報や語順を頼りに意味役割を解読し，文を理解することが知られている。藤田ら[23]は，日本語の文を理解するストラテジー（方略）には，語の意味ストラテジー，語順ストラテジー，助詞ストラテジーが存在するとしている（表2-6）。

　① **語の意味ストラテジー**　格助詞を解読せずに単語の意味を手がかりに意味役割を同定する方略である。これは非可逆文のみ理解ができる。非可逆文とは，文中の名詞を入れ換えると意味が成立しなくなる文である。例えば，「お母さんがドアをたたく」は名詞を入れ換えると「ドアがお母さんをたたく」となり，意味的に成立しない（図2-22a）。このような非可逆文では，無生名詞（例文における「ドア」）は動作主になり得ないという語の意味的選択制限を用いて意味役割を解読する。一方，可逆文とは，文中の名詞の入れ換えが可能な文である。例えば，「お母さんが男の

表2-6　日本語の文を理解するストラテジー

ストラテジー	方　略
語の意味	格助詞を解読せずに単語の意味を手がかりに意味役割を同定し，文を理解する方略
語　順	格助詞を解読せずに一律に文頭の名詞句に動作主の意味役割を付与し，可逆文を理解する方略
助　詞	格助詞を解読して意味役割を同定し，文を理解する方略

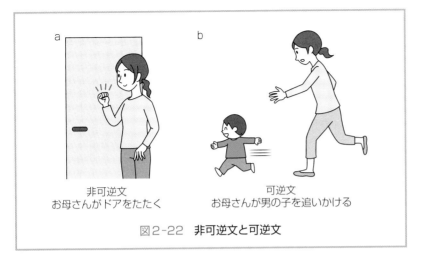

図2-22　非可逆文と可逆文

有生名詞
無生名詞
名詞が表す対象が生命をもつ場合を有生名詞とする。「犬」は有生名詞であるが，「鉛筆」は生命をもたないので無生名詞である。

子を追いかける」は「男の子がお母さんを追いかける」と名詞を入れ替えても内容は成立する（図2-22b）。可逆文では，いずれの名詞も有生名詞であり動作主になり得る。そのため，語の意味ストラテジーを頼りに意味役割を解読することはできない。

　②　**語順ストラテジー**　　格助詞を解読せずに一律に文頭の名詞句に動作主の意味役割を付与し可逆文を理解する方略である。例えば，「お母さんが男の子をたたく」であれば，文頭の「お母さん」を動作主として解読し，文を理解する。ただし，日本語の文の基本語順は「主語-目的語-述語」であるが，基本語順でない文（かき混ぜ語順）もある。例えば，「お母さんが女の子を呼んでいる」は基本語順文であり，「女の子をお母さんが呼んでいる」はかき混ぜ語順文である。かき混ぜ語順文では，文頭の名詞句は動作主ではなく対象となるため，語順ストラテジーでは正しく理解することができない。そのため，可逆文のかき混ぜ語順文を理解するには，格助詞の解読が必要となる。

　③　**助詞ストラテジー**　　格助詞を解読して意味役割を同定する方略である。語の意味ストラテジーでは理解することができない可逆文や，語順ストラテジーでは理解することができない可逆文のかき混ぜ語順文も含め，すべての文を理解することができる。

　これらのストラテジーは階層関係をなしており，失語症では助詞ストラテジー，語順ストラテジー，語の意味ストラテジーの順に崩壊するとされる[24), 25)]。

（2）聴覚的把持力の障害

　聴覚的把持力（ARS）とは，聴覚的に与えられた言語情報を把持する能力である。失語症例では，聴覚的把持力に低下を認めることがある。その場合は，文の聴覚的理解に影響する。通常，把持できる能力は単語の数

表記妥当性
ある単語を文字で書く際に，漢字，平仮名，片仮名のいずれの表記をよく見るかということ。

> ♪ ポインティングスパンテスト ♪♪
>
> 　ポインティングスパンテストは，失語症者の聴覚的把持力を測定するためにしばしば用いられる課題である。被験者の前に複数（6〜8個）の日常物品の実物を並べる，あるいは複数（6〜8個）の日常物品の絵が描かれた図版を置く。その上で，検査者は1秒に1語程度の速さで，単語を系列的に音声提示する。被験者は，提示直後に提示されたとおりの順番で，選択肢の中から対応する物品や絵をポインティングする。通常，音声提示中は選択肢を覆い隠す，あるいは被験者に閉眼を求める。これは，視覚的な記憶による補助を防ぐためである。

で測られる。また，これを測定する方法としてはポインティングスパンテスト pointing-span testが用いられる。臨床的には，聴覚的把持力が4単位（単語）保たれていれば，聴覚的理解への影響は少ないと考えられている[26]。

③ 読　字

1）読解障害

　読解障害は，文字を見て意味を理解することの障害である。文字のレベル，単語のレベル，文のレベルで生じる。

（1）文字レベルの読解障害

　文字のレベルの障害は，文字の形態認知の障害である。これは，提示された文字という視覚刺激の形態を弁別し，日本語に存在する文字として認知する過程の障害である。通常，失語症では文字の形態認知は保たれる。

（2）単語レベルの読解障害

　単語レベルの読解障害は，文字列を単語として認知する段階の障害，認知した単語を意味に照合する段階の障害である。聴覚的理解と同様に単語のもつ特性，すなわち頻度や親密度，心像性が影響する。また聴覚的理解と同様に，ある特定の意味カテゴリーの単語の理解に，その他のカテゴリーの単語よりも困難さがみられることがある。しかしながら，読解障害の程度が聴覚的理解の障害の程度と一致するとは限らない。

　聴覚的理解と異なる点は，読解では文字の種類や表記妥当性が影響することである。文字の種類については，一般的に失語症では，漢字のほうが仮名よりも理解しやすいとされる。重度の失語症例では，仮名は全く理解できないが，例えば「山」や「牛乳」のような心像性の高い漢字単語の読解が保たれる例がある。

　また，表記妥当性については，通常は表記妥当性が高い単語のほうが，低い単語よりも理解されやすいとされる。単語【新聞】を例にあげると，表記妥当性が高い漢字表記「新聞」で文字呈示されるほうが，表記妥当性が低い平仮名表記「しんぶん」や片仮名表記「シンブン」よりも理解がされやすい。単語【みかん】であれば，表記妥当性が高い平仮名表記「みかん」で文字提示されるほうが，表記妥当性が低い漢字表記「蜜柑」や片仮名表記「ミカン」で文字提示されるよりも理解がしやすい。

（3）文レベルの読解障害

　文レベルの読解障害は，統語理解障害である。文の理解においても障害の程度は，聴覚的理解の障害の程度と並行するとは限らない。そのため，統語理解の障害の程度についても，読解の障害と聴覚的理解の障害は別々に評価する必要がある。

　読解においても，日本語の文を理解するストラテジーとして，語の意味ストラテジー，語順ストラテジー，助詞ストラテジーが想定されている。

2）音読障害

　音読障害は，文字を見て声に出して読むことの障害である。音読の際には，意味を理解している場合もあるが，意味の理解を伴わない場合もある。また，音読は「電車」や「りんご」など意味のある単語のみならず，「文動」や「てもすい」など意味のない単語であっても可能である。

（1）錯　読

　音読の障害では，種々の読み誤りが生じるが，これらを錯読 paralexia という。表2-7は，錯読の種類と特徴をまとめたものである。

　①　視覚性錯読 visual paralexia　　形態的に似た文字への読み誤りである。例えば，「島」を「鳥」と読み誤る，「わ」を「ね」と読み誤るなどである。

　②　音韻性錯読 phonological paralexia　　提示された文字の異なる音韻への読み誤りである。正しい音が半分以上あり，元の単語が推測可能な場合とされる。例えば，「みかん」を「みたん」と読み誤る，「くつした」を「くしつた」と読み誤るなどである。

表2-7　錯読の種類

種　類	特　徴
視覚性錯読	目標と形態的に似た文字や単語への読み誤り
音韻性錯読	目標と異なった音韻への読み誤り
意味性錯読	目標語と意味の似た単語への読み誤り
類音性錯読	複数の読み方のある文字に対して，単語としては誤った読み方への読み誤り

③　**意味性錯読 semantic paralexia**　　意味の似た単語への読み誤りである。例えば，「机」を「椅子」に読み誤るなどである。

④　**類音性錯読 phonologically-rerated paralexia**　　個々の漢字に対して読み方にはあるが表出された単語としては意味をなさない読み誤りである。例えば，「友達」を「ゆうたつ」，「海老」を「かいろう」と読み誤るなどである。

（2）失　読

近年では，失語症を伴う読みの障害に対する認知神経心理学的モデルに基づいた検討により，様々なタイプの失読が提案されている。これらについて，以下に説明する。また，失読のタイプを検討するには，刺激語として提示する単語の属性を考慮する必要がある。表2-8は，主な単語属性の種類と定義を示したものである。

①　**表層失読 surface dyslexia**　　文字と読みの対応がほぼ一致している仮名単語および仮名非語の音読は保たれる。一方，漢字単語では，非典型語の音読が困難となる。その誤りの特徴は，LARCエラー（1文字ごとの読みとしては正しいが，ある単語の読みとしては誤りとなるような読み誤り）である（例：「大声」→「だいせい」）。表層失読は，意味性認知症でみられることが知られている。

②　**深層失読 deep dyslexia**　　非語の音読は極めて困難となる。実在語の音読では，例えば「踏切：ふみきり」を「信号：しんごう」と読むような，意味的に類似した単語に読み誤る意味性錯読や，例えば「瓜：うり」を「爪：つめ」と読むような，形態的に似た単語に読み誤る視覚性錯

表2-8　単語属性

属　性	定　義
語彙性	単語であるか否か
親密度	単語に対する主観的な親密さ，なじみの程度
頻　度	単語の使用頻度
心像性	単語に対するイメージの思い浮かべやすさ
一貫性	単語を構成する文字列（日本語では主に漢字）の読み方が，単語の中で一貫している程度 ・一貫語：読みが1つしかない漢字で構成される 　　例：完全 ・典型語：複数の読みをもつ漢字で構成されるが典型的な読み方をするもの 　　例：食品 ・非典型語：典型的な読み方以外の読み方をするもの 　　例：場合
表記頻度	複数の表記形態が存在する場合に，各表記形態で出現する頻度
語　長	単語の長さ（文字数）

LARC：legitimate alternative reading of components

読が生じる。また，品詞によって音読成績に差が生じ，名詞，形容詞，動詞，機能語の順に成績が低下する。

③　音韻失読 phonological dyslexia　　実在語の音読は比較的良好であるが，非語の音読が困難である。また，その誤りの特徴としては，非語を実在語に読み誤る（例：「かみばしい」→「かみしばい」）語彙化錯読 lexicalization paralexiaが知られている。

♪　錯読と失読　♪♪

　錯読とは音読における誤りのことである。つまり，文字あるいは文字列を音韻に変換する際に生じるエラーである。失語症では，様々な錯読が生じることが知られている。音韻的な誤りである音韻性錯読，意味的な誤りである意味性錯読は，代表的な錯読である。

　失読とは大脳の損傷によって生じる後天的な読字の障害のことをさす[27]。失語症を伴う失読については，近年，認知神経心理学における読みに関する情報処理モデルに基づいた分析から様々なタイプが提案されている。これは，音読において単語の綴りの読み方が規則的か例外的かにより，成績が異なることの研究から発展してきた。失語症を伴う失読のタイプには，深層失読，表層失読，音韻失読がある。その中でも，深層失読は，認知神経心理学の枠組みの中で説明された最初の失読タイプであり，また，深層失読は失語症に最も伴いやすい失読とされる[28]。

♪　音読は，読む？　話す？　♪♪

　音読とは視覚的に与えられた文字を声に出して発話することである。音読は意味を介する場合と介さない場合が想定される。意味を介さない場合には，①与えられた視覚刺激（文字形態）を文字ととらえ音韻に変換後，構音運動プログラムを実行し，発話にいたると考えられる。

　一方，意味を介する音読には，②文字-音韻変換後，意味理解を伴いつつ発話にいたる場合と，③視覚刺激（文字形態）を文字ととらえた後，文字列全体を単語ととらえ意味を理解し，その意味に対応する語彙選択や音韻選択を経て，構音運動プログラムを実行し，発話にいたる場合があると考えられる。特に②③は，前半の意味理解までは読解のルート，後半は呼称のルートと共通していることから考えると，音読は「読む」と「話す」が合わさった言語様式であり，音読の結果は，読解や呼称の分析に対して，非常に有益な情報を与えてくれる可能性がある。

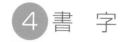
④ 書　字

1）書き取り障害

　書き取り障害とは，聴いたことばを文字で表現することの障害である。聴いたことばを表現するため，聴く過程に問題があれば正しく書くことはできないことになる。また，聴く過程の後には聴いたことばに対応する文字の想起，文字の配列，書字運動の過程があり，この過程に問題があっても正しく書くことはできない。漢字や仮名の書き誤りを錯書 paragraphia といい，その種類には，形態性錯書，音韻性錯書，意味性錯書，類音性錯書などがある。表2-9は，錯書の種類と特徴をまとめたものである。

　形態性錯書は，例えば「日」→「目」や「ぬ」→「め」のように形態的に似た文字への書き誤りである。偏や旁の誤り，画の付加や脱落がある。これは，漢字，仮名ともにみられる。

　音韻性錯書は，音韻的な障害が基盤となって生じる書き誤りである。例えば，「たなばた」を「たなびた」と異なる文字に置換する誤りや，「だいこん」を「だこいん」と転置する誤りがみられる。これは，仮名文字にみられる。

　意味性錯書は，意味的に類似した文字への書き誤りである。例えば，「手」を「足」と書くような誤りである。これは，漢字に多くみられる。

　類音性錯書とは，目標とする語と意味としては直接関係のない漢字を，読み方のみ当てはめて書くような誤りである。例えば，「冷蔵庫」を「礼像子」と書くような誤りである。これは，漢字のみに生じる。

2）書字障害

　書字障害とは，自発書字の障害である。自発書字とは，自分の考えや思い，絵や事物などを文字で表現することである。特に，絵や実物を見てその名前を書くことを書称という。自発書字では，語を想起すること，つまり喚語が必要となる。この点が，書くべき語を与えられている書き取りとは異なる。語彙の想起の後は，文字の想起，文字の配列，書字運動が必要

表2-9　**錯書の種類**

種　類	特　徴
形態性錯書	目標と形態的に似た文字への書き誤り。漢字，仮名文字ともに生じる
音韻性錯書	目標と異なった音韻への書き誤り。仮名文字に生じる
意味性錯書	目標語と意味の似た単語への書き誤り。漢字に多くみられる
類音性錯書	目標語の意味とは関係なく，漢字の読み方のみを当てはめて書く誤り。漢字にのみみられる

となる。文字想起困難は，書きたい文字の形態が想起できない状態であり，失語症の書字障害における代表的な症状である。文字の形態を全く想起できないこともあれば，文字の形態を部分的に想起できることもある。

また，失語症に伴う書きの障害に対しても，認知神経心理学的モデルに基づいた検討がなされており，書字に関して様々なタイプの失書が提案されている。これらについて，以下に説明する。

（1）表層失書

表層失書 surface agraphiaでは，文字と音の対応がほぼ一致している仮名単語および仮名非語の書字は保たれる。しかしながら，漢字の非典型語（典型読み以外が正答となる語）では困難となる。誤りとしては，LASCエラー（ある単語を構成する表記としては誤りであるが，１文字ごとの音は正しい書字の誤反応）がみられる（例えば，「寿命」→「樹妙」）。

（2）深層失書

深層失書 deep agraphiaでは，非語の書字が困難となる。例えば，「ねしまそ」の書字ができない。実在語の書字は可能であるが，意味性錯書が出現する。例えば，「消防車」を「救急車」と書き誤る。品詞によって書字成績に差が生じ，名詞に比べ機能語の書字が困難である。また，名詞では具象名詞（例えば「電話」）に比べ，抽象名詞（例えば「友情」）の書字が困難となる。

（3）音韻失書

音韻失書 phonological agraphiaでは，実在語の書字は可能であるが，非語の書字が困難となる。例えば，「飛行機」や「しりとり」は書字ができるが，「てくまふし」は書字ができない。

⑤ その他

1）数・計算障害

数・計算障害は，失語性失算とも呼ばれ多くの失語症例でみられる。

（1）数の障害

失語症者の数の障害については，通常は数の概念は保たれる。

しかしながら，発話や聴覚的理解，読み書きの障害によって，数を言い誤ったり数字を書き誤ったり，数や数字を誤って理解したりすることがある。例えば，6個の「りんご」を見たときに，その個数を言おうとして「ろく（6）」という語彙ではなく「さん（3）」という語彙を誤って選択し発話してしまう錯語的な誤りが生じることがある。数は日付や時間，金額などを表すのに使われ，数の表出や理解に誤りがあると日常生活への影響は

具象名詞
実際に見たり触れたりすることができるものを表す名詞。

数の概念
数や量についての一般的な知識。基数：対象の量を表す概念と，序数：対象の順序を表す概念がある。

小さくはない。数を表す数詞は，一般的な名詞と比較し心像性が低いなどの特徴がある。また数字においては，1つの数字が複数の読み方をもっていたり，桁によって読みが変わったりするなど特徴的な読みの複雑さがある。これら数詞や数字の特徴は，失語症者の数の操作をより複雑にしているとも考えられる。

（2）計算の障害

　計算には，計算式の理解，演算，演算結果の表出などが必要となる。計算式の理解には，数字の理解が必要であり失語症では困難となることがある。さらには，数字に加え＋，－，×，÷の算術記号の理解が必要であり，これが障害されても計算は困難となる。演算結果の表出には，数字の表出が必要であり，失語症の影響を受けることがある。演算においては，1＋1や3×3のような単純な計算では計算結果が知識（算術的事実 arithmetical fact）として定着しているとされる。一方，29＋47や14×16のように算術的事実では対応できない計算では，繰り上がりや繰り下がりという計算手続きに関する知識を正しく用い，適切な順番で計算する必要がある。失語症を含めた高次脳機能障害では，演算の遂行が困難となることがある。算術的事実と計算手続きは，別々に評価する必要がある。

V　失語症の分類

① 失語症分類尺度—古典的分類について

自発話の流暢性
ボストン学派の流暢性尺度には，聴理解，喚語，錯語，句の長さ，文法的形態，構音能力，メロディーがあげられている。

聴覚的理解
聴覚的理解とは，聴いて理解する能力。

　失語症のタイプ分類は，各種の失語症検査や症状の分析を行った結果から実施される。タイプ分類は必ずしも訓練プランの立案の際に直接的に関連しないが，障害メカニズムを推定する場合に重要な情報を与える。失語症の分類は古典論から言語学的立場を重視した分類，脳の解剖学的構造と言語症状との関連を重視する立場などがあるが，臨床で最も広く通用している古典的分類（表2-10）を紹介する[29),30)]。

　失語症の多くはタイプ分類されたものにあてはまるような典型的な症例は少ない。あくまでも症状の詳細な分析と障害のメカニズムの検討が重要となる。

　図2-23はベンソン[29)] および中村[31)] による失語症の分類表である。この分類方法は自発話の流暢性，聴覚的理解および復唱の結果を基準に行われるが，聴覚的理解および復唱の基準は2〜3文節の平叙文程度が理解さ

表2-10　失語症の古典的分類

失語型	会話	聴覚的理解	復唱	呼称	読解	書字	運動	感覚	視野
ウェルニッケ	流暢・錯語	障害	障害	障害	障害	障害	正常	比較的保存	時折障害
伝導	流暢・錯語	比較的保存	障害		比較的保存		軽微な麻痺	片側感覚障害	同名半盲
超皮質性感覚	流暢	障害	比較的保存		障害		正常	片側感覚障害	同名半盲
健忘(失名詞)	流暢	比較的保存	比較的保存		比較的保存	比較的保存	正常	比較的保存	正常
ブローカ	非流暢	比較的保存	障害		障害	障害	片麻痺	比較的保存	正常
超皮質性運動		比較的保存	比較的保存		比較的保存			片側感覚障害	正常
混合型超皮質性		障害	比較的保存		障害			比較的保存	同名半盲
全失語		障害	障害		障害			片側感覚障害	同名半盲

出典）Benson, D.F. : Classical syndrome of aphasia. Boller, F. Grafman, J. eds : Handbook of Neuropsychology 1, Elsevier, p.268, 1988より改変

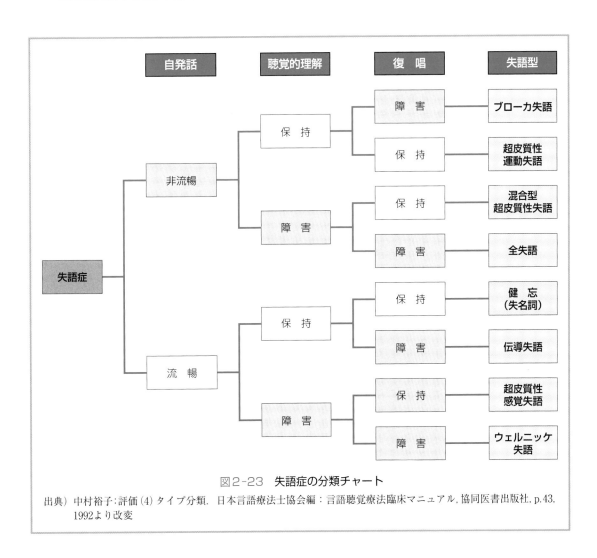

図2-23　失語症の分類チャート

出典）中村裕子：評価（4）タイプ分類. 日本言語療法士協会編：言語聴覚療法臨床マニュアル, 協同医書出版社, p.43, 1992より改変

常套句
挨拶などのように，ある場面でいつも決まって使う文句（ことば）のこと。

構　文
文章の組み立てや組織をさす。1つの主語と述語からなる単文，2つ以上の単文が結びついて文を形成する複文，2つ以上の単文が並列して1つの文を形成する重文などがある。

調音点
人間は言語音を産生するために口唇や舌を使用する。調音点とは様々な音を産生するための発声発語器官の位置取り（ポジショニング）をさす。調音点は両唇や歯茎部など複数ある。

れ，復唱可能かで分類する。なお失語症では，話す，聞く，読む，書く，計算といったモダリティが，程度の差は認められるものの障害されるが，失語症の分類をする上では自発話，聴覚的理解，復唱が最も重要な項目となる。以下，それらの項目を基に分類された失語症の特徴を説明する。

② 失語症候群

1）ブローカ失語

　ブローカ（1861）よって初めて報告された失語型である。運動（性）失語，前方型失語などとも呼ばれる。比較的良好な理解面に対し，発話面には全般に重度な障害が出現し，句が短い，プロソディ障害が出現する，努力性発話が出現するといった非流暢となる特徴を示す。発話においては音韻の実現に基本的な障害があり，どのような場面でも構音が困難な場合と，簡単な語句やある場面でいつも使うような常套句では良好な構音を示す例がある。神経学的には右片麻痺が認められることが多く，下肢よりも上肢に強い麻痺が出現する傾向がある。また右半身には痛覚・冷覚，触覚といった表在感覚や，振動覚，関節位置覚といった深部感覚などの体性感覚障害を伴うことも多い。予後については，最重度のひとつである全失語が改善しブローカ失語に移行する場合や，発症初期はブローカ失語でも純粋語唖や健忘失語に移行する場合などがあるが，ことばの出にくさを訴えることが多い。ブローカ失語の言語特徴を以下に示す（図2-24）。

（1）聴覚的理解

　発話に比べて良好であるが，軽度の障害を示すことも多い。日常的な単語レベルは保たれることが基本であるが，統語的な理解障害がみられ，複雑な構文や助詞の理解が低下する。個々の語彙は理解できていることが多い。

（2）読　解

　比較的良好であるが，通常理解できるのは個々の単語程度で主として名詞または動詞に限られる。仮名文字より漢字のほうが良好なことが多いが，高頻度語であれば仮名文字でも単語レベルの理解は保たれることが多い。

（3）発　話

　①　自発話　　自発話の量は少なく，句は短い。構音のプログラミングの障害である発語失行（失構音・アナルトリー　anarthria）により発話に努力を要し，構音に歪みが生じやすい。また，構音時に試行錯誤する様子や調音点を探索する動作，不自然なリズムやアクセント，イントネーション，途切れ途切れになる発話などプロソディ障害が出現することも多く，出現する症状は多彩である。加えて，錯語は音韻性錯語，意味性錯語とも

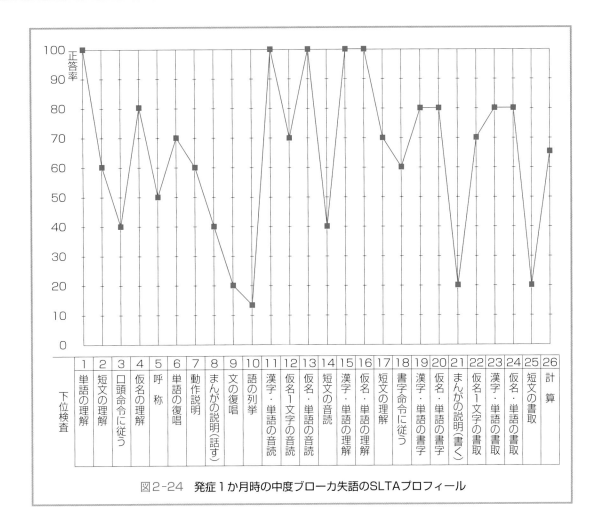

| 下位検査 | 1 単語の理解 | 2 短文の理解 | 3 口頭命令に従う | 4 仮名の理解 | 5 呼称 | 6 単語の復唱 | 7 動作説明 | 8 まんがの説明（話す） | 9 文の復唱 | 10 語の列挙 | 11 漢字・単語の音読 | 12 仮名1文字の音読 | 13 仮名・単語の音読 | 14 短文の音読 | 15 漢字・単語の理解 | 16 仮名・単語の理解 | 17 短文の理解 | 18 書字命令に従う | 19 漢字・単語の書字 | 20 仮名・単語の書字 | 21 まんがの説明（書く） | 22 仮名1文字の書取 | 23 漢字・単語の書取 | 24 仮名・単語の書取 | 25 短文の書取 | 26 計算 |

図2-24　発症1か月時の中度ブローカ失語のSLTAプロフィール

に出現するが，ブローカ失語で出現する音韻性錯語は，ウェルニッケ失語や伝導失語の音韻性錯語とは質的に異なり，表出に関する構音運動プログラミングの企画段階の障害として生じたものととらえられている。文レベル表出では助詞が脱落する失文法的な発話となりやすいが，名詞など実詞は表出されるため情報伝達力は高くなる。重度になると発話はほとんどなく残語が聴かれる程度となるが，歌唱や"あいうえお"といった系列語，感嘆詞のような自動言語は保たれることが多い。

②　復　唱　　必ず障害される。主に発語失行により，自発話と同様の音韻変化が生じるが，自発話よりは良好になることが多い。重度になると非常に困難になることが多い。

③　呼　称　　喚語困難が認められる。語頭音のヒントにより喚語が促進されることが多いが，この場合は音形が脳内で準備されていることが示唆される。発語失行による音の探索，歪みなどが出現し自発話と同様の特

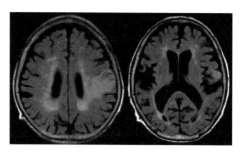

図2-25　ブローカ失語

MRI FLAIR画像。左中心前回から下前頭回に梗塞巣を認める。

徴が生じる。

④　**音　読**　　自発話と同様の特徴を示すが，重症度は様々となる。仮名1文字の音読は不良，漢字単語と仮名単語の音読成績の比較では漢字単語のほうが良好となりやすい。

（4）**書　字**

ブローカ失語の症例は右片麻痺を伴うことが多く，左手で字を書くことを余儀なくされる。自発書字，書き取りともに障害されるが，重度障害例では漢字の字形想起の障害を示し，形態的に似た形に置き換わる形態性錯書が出現する。中度例では仮名書字は困難でも漢字は書ける場合があるが，必ずしも正確に書けるわけではなく断片的表出にとどまることが多い。

（5）**病　巣**

左中心前回とその前方領域である下前頭回後半部，島が病巣となることが多い（図2-25）。ブローカ野のみの損傷ではブローカ失語を生じないことが知られており，発語失行の病巣と推定されている中心前回下部を含むとブローカ失語が出現する。

2）ウェルニッケ失語

ウェルニッケ（1874）により初めて記載され，感覚（性）失語，後方型失語とも呼ばれる。この失語型の基本的障害は語音認知，語彙理解といった理解面の問題が主症状であるが，表出面においても語彙の検索・選択といった機能に問題が生じるため，これらの障害が複合し，言語機能の障害パターンは多様となる。神経学的には身体に麻痺が出現せず，ADL（日常生活動作）は自立していることが多く，両眼の右視野が欠落する右同名性半盲を伴いやすい。リハビリテーションを実施する際は，自身の言語障害に気づいていない病態失認的傾向をもつ場合が多いため，訓練への動機づけが難しい場合がある。予後は，病識が生じてくれば発話量は減少し多

弁傾向が改善することが多い。語音の弁別に難を示す純粋語聾に移行する場合や，音韻性錯語や新造語に気づき自己修正が増加する伝導失語に移行するタイプなどがある。以下に，ウェルニッケ失語の言語特徴を示す（図2-26）。

（1）聴覚的理解

重度な場合は話しことばが全く理解できないほどの著しい困難を示す。多くは単語レベルから障害が認められるが，ウェルニッケ失語の聴覚的理解の障害は語音認知の障害と意味理解障害のどちらがより顕著に現れているかによって分類される。すなわち，語音認知の障害が優勢な症例では純粋語聾に近く，意味理解障害が優勢な症例では超皮質性感覚失語に近い状態となる。重度の理解障害では両方の障害が合併することが多く，中度理解障害症例ではいずれかがより優勢となるが，意味理解障害のほうが後遺症として残存することが多い。ただし，聴覚的理解の障害が軽度となればウェルニッケ失語の範囲を超えることとなる。一般的にウェルニッケ失語

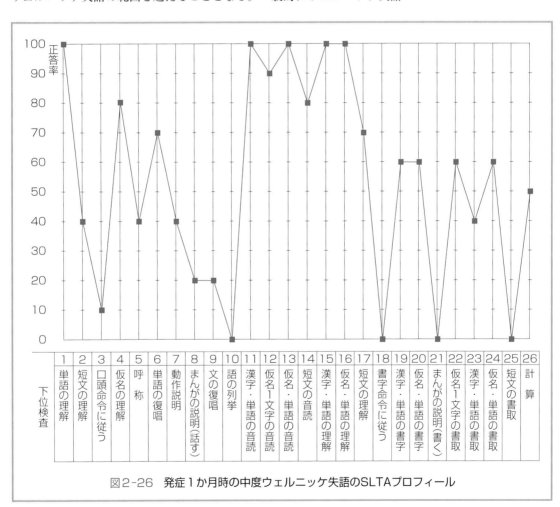

図2-26　発症1か月時の中度ウェルニッケ失語のSLTAプロフィール

の聴覚的理解障害の範囲は日常生活レベルと考えられるため，SLTAでは短文レベルの障害の程度が基準となる。口頭命令は統語的理解や高次動作能力も関連し，ブローカ失語でも困難な症例が多いため，ウェルニッケ失語の分類では範囲外になりやすい。

（2）読　解

　聴覚的理解の障害と同程度の障害を呈することが多い。しかし，語音認知の障害を示す症例では読解が聴覚的理解よりも良好である。一般的には漢字のほうが理解良好とされるが，ブローカ失語ほどはっきりしない[32]。重度の症例では漢字と仮名の両方の理解が困難となるが，ブローカ失語ほど漢字と仮名の理解に乖離は出現せず，障害像は様々となる。

（3）発　話

　① **自発話**　　自発話は流暢性が保たれている。発話量は多く，症例によっては著しく多弁となる。発症初期には語漏症状（相手が遮らない限り話し続ける発話）が出現することもある。発話開始困難や構音のためらい，音の歪みやプロソディに障害はなく，1文の発話の長さは健常者と同じ程度である。しかし，発話内容は一般的に「そして」「それで」といった接続詞や「あれ」「これ」といった代名詞が多く，内容が空疎となるため発話量に比べ情報量は乏しくなる（empty speech）。また錯語の頻発も特徴となる。意味性錯語，音韻性錯語，新造語のいずれも出現するが，その割合は症例によって異なる。重度になると発話が錯語で埋め尽くされ，文意が聞き手に伝わらないジャルゴンを呈する。また錯文法が特徴であると指摘されることが多いが，多量の錯語が混ざった発話のため，文法障害は明確化されにくい面がある。なお，多弁な状態は病識が欠如している間は継続することが多いが，改善してくると発話量は減少する。

　② **復　唱**　　重度な障害となる。聴覚的理解障害と復唱障害の程度は対応している。自己の誤りに気づかず自己修正の試みもみられない。単音節の復唱では音節数が増え錯語や新造語となることも多い。また無意味音系列では単語化する場面も多くみられ，保続も頻繁に出現する。単音と単語の復唱場面では，単音の復唱が不良でも単語は可能といった乖離が出現することも珍しくはない[33]。

　③ **呼　称**　　全く名称が得られないか，意味性，音韻性の錯語や新造語が出現する。自発話と呼称では異なった誤りが認められることが多い。発話で誤った場合の語頭音ヒント効果は乏しくなる。

（4）書　字

　身体に麻痺を伴わない場合が多いため，通常は利き手で書くことが可能で，書かれた文字は形が整っている。しかし，漢字も仮名もほとんど書けない重度な失書を示す症例は多い。また漢字か仮名のいずれかを強く障害

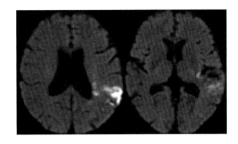

図2-27　ウェルニッケ失語

MRI拡散強調画像。左上側頭回，縁上回，角回に梗塞巣を認める。

される場合もあり，失書の性質は症例によって大きく異なる。錯書は漢字では形態性錯書，意味性錯書が多く，仮名では音韻性錯書が多いが新造（作）文字が出現することもある。失語症では発話症状と同様の症状が書字にも出現しやすいが，発話にジャルゴンが出現している場合でもジャルゴン失書が出現することはほとんどなく，書けないことや拒否することが多い。

（5）病　巣

　左上側頭回後半部あるいは後1/2～1/3，ブロードマン22野がウェルニッケ野とされている（図2-27）。典型的なウェルニッケ失語の場合は語音認知障害と関連が強いとされる横側頭回や読み書きに関連する頭頂葉も病巣に含まれることが多い。

3）伝導失語

　ウェルニッケによって，ウェルニッケ野とブローカ野を結ぶ伝導路の損傷によって復唱障害を主徴とする失語型が現れると推測された結果，分類に加わった型である。多くの場合，神経学的所見は見出されない。しかし，右片麻痺や右感覚障害を示す症例もある。また，右半盲あるいは四半盲を示す症例もある。また，発語失行は伴わないが，口腔顔面失行は合併することがある。予後は音韻性錯語や自己修正といった喚語の問題が目立たないレベルであれば通常の日常生活も可能である。以下に，伝導失語の言語特徴を示す（図2-28）。

（1）聴覚的理解

　日常会話に支障はない程度の障害となる。文構造が複雑であったり，一時的に処理されるべき情報量が多い場合に限り困難を示す。他者が言ったことばを覚えていられない言語性短期記憶の低下[34]が問題視されることもあるが，文法障害の原因になっているかは症例によって異なる。ウェルニッケ失語のような明らかな聴覚的理解障害が認められる場合には伝導失

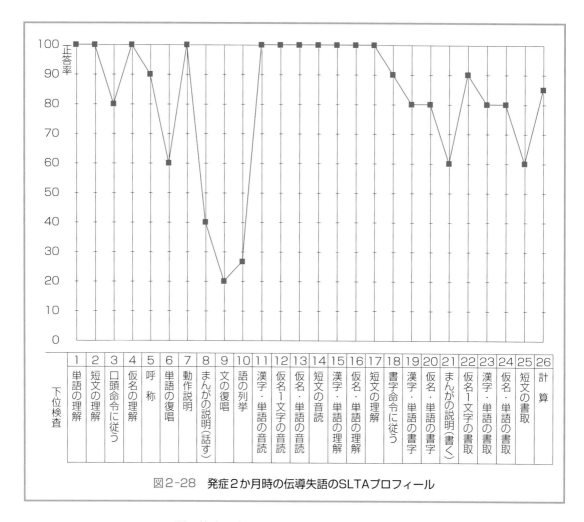

図2-28　発症2か月時の伝導失語のSLTAプロフィール

語の範疇に入らない。

（2）読　解

　良好である。通常の読書が可能な症例が多いが，病巣が後方に進展した場合には障害が出現することがある。

（3）発　話

　① **自発話**　全体としては流暢と判断されるが，発話量はやや少なく，音韻的誤りのため単語の産生が困難となり途切れることが多い。しかし，発話の中には必ず文レベルで多様な統語構造が入る。またプロソディは正常とはいえないが，短文以上の文が文法的にも正確に発話され，抑揚も正常である。個々の音節には構音の異常は認められず，音韻性錯語や音韻の探索行動は認められてもジャルゴンの出現はない。音韻性錯語はブローカ失語においては発語失行による音の歪みや置換が原因となることが多いが，伝導失語では構音レベルに問題は出現せず，音韻の選択・配列段階の誤りで出現する。失語症においては意図性と自動性の乖離が多くみられる

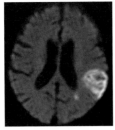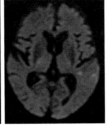

図2-29　伝導性失語

MRI拡散強調画像。左中心後回から縁上回に梗塞巣を認める。一方，側頭葉は梗塞を免れている。

が，伝導失語では他の失語症よりも顕著に出現しやすい。自発話よりも復唱や呼称といった訓練や検査場面で発生しやすい傾向がある。

②　**復　唱**　理解面に比べ強い復唱障害が出現する。自己の誤りに気づき，修正しようと接近行為を繰り返すことがあるが，必ず成功するとはいえない。復唱の成績は語の長さ（語長効果（文字数効果））や音韻的な複雑さの影響を受け，抽象的な語や無意味音系列になるとさらに困難を示す。文レベルになると，自己修正を繰り返す間に忘れてしまうことがあり，言語性短期記憶の低下を指摘されることもある。

③　**呼　称**　復唱と同様，音韻性錯語や自己修正に伴う接近行為が出現することがある。復唱と比較し，音の誤りや自己修正が多く自己修正が成功しない場合は，音形の想起に困難を示している可能性が高い。呼称においても，語長効果は出現し音韻的に複雑な語は難しくなる。

（4）書　字

ある程度障害が出現することがあり，仮名文字では音韻性錯書が出現する。文レベルで書ける場合もあるが，語長効果が発話と同様に認められることがある。

（5）病　巣

縁上回が重要視されている。左下頭頂葉から側頭葉にかけての病変で出現することが多い（図2-29）。以前はブローカ野とウェルニッケ野をつなぐ弓状束も重要視されていたが，明らかにはなっていない。観念失行や観念運動失行などの頭頂葉に関連する種々の高次脳機能障害を合併することがある。

4）健忘失語（失名詞失語）

失名詞失語とも呼ばれる。喚語困難と呼称障害が主症状となる失語症である。聴覚的理解障害や読み書きの障害は軽度かほとんど伴わない例もあ

る。失語症が改善し喚語困難だけが残存する場合もある。名詞の想起障害をほかの言い方で補い説明する迂言（迂遠）が特徴的な症状となる。なお，外国語への言い換え（"犬"→「ドッグ」）は迂回した反応ではあるが，迂言には含まれない。神経学的所見は様々で全く出現しないこともあるが，右片麻痺や右感覚障害，右同名性半盲を示すこともある。予後は日常会話面で喚語困難や迂言が目立たなければ良好となるが，発話することに対する不安は残存することがある。以下に，失名詞失語の言語特徴を示す（図2-30）。

（1）聴覚的理解

日常生活上問題のない症例が多い。長く複雑な文章では若干の低下を示す例もあるが，いずれにしてもごく軽度の障害でとどまる。

（2）読　解

正常な場合もあるが障害されることも多い。漢字と比較し仮名の読解に，より障害を示すことが多い。病巣が読み書きに関連する領域に隣接するた

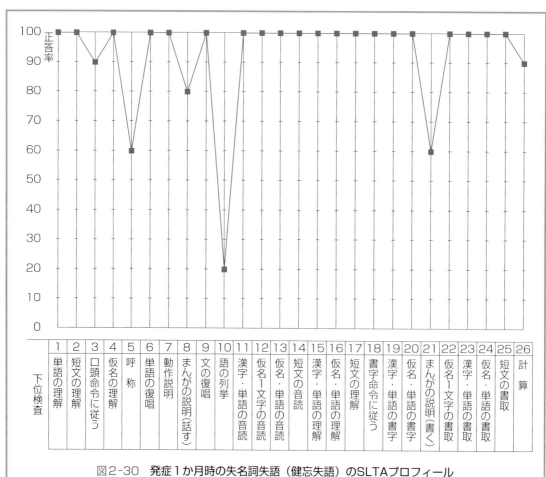

図2-30　発症1か月時の失名詞失語（健忘失語）のSLTAプロフィール

め，聴覚的理解より読解のほうが低下する例がある。仮名文字の読解に障害を示す場合はゲルストマン症候群を呈する場合もある。

（3）発　話

①　自発話　　構音やプロソディに障害はなく流暢に分類され，文形態も正常である。単語が出てこず空白ができたり代名詞で置き換える，または「～で使うものなんだけどな」など用途や形状といった他の言い回しで表現する迂言が出現する。喚語困難を迂言で補う場面は名詞だけでなく動詞や形容詞などの内容語全般で出現する。「～ではなくて…」といった意味性錯語を否定しながら目標語を探すことがあるが，音韻性錯語の表出は基本的にみられない。迂言が多くなると聞き手にとっては回りくどい発話となってしまう。

②　復　唱　　良好。短文レベルでも可能である。

③　呼　称　　障害されるが，症例により重症度は異なる。重度になると他の言い回しで伝えるという方法が使えず，発話が止まってしまう例もある。基本的には語頭音ヒントの効果の低い例が多い。

④　音　読　　漢字の音読で呼称の性質が反映された誤りになることが多い。失読失書を伴う症例もある。

（4）書　字

漢字，仮名ともに書称の際に呼称と同様の誤りを呈することが多い。重篤な失書を伴う症例もある。

（5）病　巣

左角回や側頭-頭頂葉，側頭葉後部，中・下前頭回後部が重要視されている。左角回は特に仮名文字の読み書きに関連する失読失書が出現する部位であるため，失語症は軽度でも読み書きの障害は重度に出る可能性がある。なお，喚語の障害に関連する領域は広範であり，重要視されている病巣以外でも出現する可能性がある。

5）全失語

「聴く」「話す」「読む」「書く」といったすべての言語モダリティが重度に障害を受けている。多くの場合，左中心前回を含む広範囲な脳損傷を認める。重度な発語失行を伴うことが多いが，発語失行がない場合でも発話は無意味であったり不明瞭な音の羅列，新造語となることが多い。再帰性発話（常同言語）や残語が最も出現する失語症のタイプであり，まれに明確にわかる語の表出があったとしても，再現性は低い。身体には通常，右片麻痺または両側麻痺，右感覚障害を伴い，右同名性半盲を伴うこともある。経過とともに単語レベルの聴覚的理解力が改善し，重度ブローカ失語に移行する場合があるが，その場合でも発話や書字といった表出面は重度

に障害された状態が継続しやすく，コミュニケーションがとりにくいことが多い。予後は失語症が重度であり，改善がみられたとしても重度ブローカ失語へ移行する程度であることが多い。しかし，検査上は大きな改善が認められなくても，状況判断能力や日常会話の理解面が改善し，コミュニケーションがとりやすくなる患者は存在する。失語症者を取り巻く周囲の環境整備を行い理解者を増やすことに加え，引きこもりを避け，できるだけ多くの人とコミュニケーションをとる機会を増やし，社会参加を促していくことが重要となる。以下に，全失語の言語的特徴を示す（図2-31）。

（1）聴覚的理解

発話や書字に比べて良好な場合が多いが，コミュニケーションが難しい状態は持続する。単語レベルから理解障害が出現するが，状況判断力により簡単な命令に従えることもある。拡大・代替コミュニケーション手段（AAC，第3章第Ⅲ節（p.137）参照）を必要とする場合が多い。

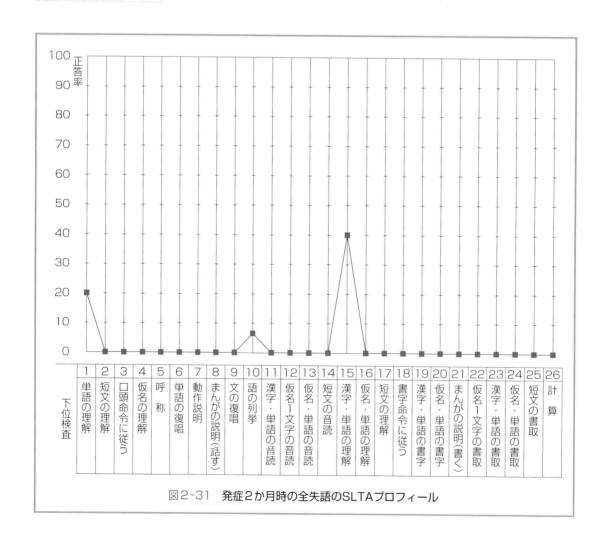

図2-31　発症2か月時の全失語のSLTAプロフィール

（2）読　解

　仮名単語と比較すると漢字単語のほうが理解できる場合がある。その場合聴覚的理解よりも良好となることが多い。

（3）発　話

　① 自発話　　話せない，ことばが出てこないからといって黙ってしまうことはまれで，意味の明らかでない音，新造語が再帰的に繰り返される。はっきりとしたことばが聴き取られることもあるが，繰り返して言えない。再帰性発話とは発話しようとするとすべて同じ内容となってしまう状態であり，「コ，コ，コ，コッ…」といった無意味な音の羅列もあれば，実在語の場合もある。実在語は文脈やその場の状況に合わない場合でも表出される。なお，残語とは何か言おうとすると決まった実在語しか出てこない状態であり，再帰性発話と似ているが全く同義ではない。重度な失語症であっても文脈に応じてイントネーションを伴って残存した語句を表出している場合に用いられる。

　② 復　唱　　困難なことが多い。復唱しようとしても再帰性発話や残語となってしまうことがある。また，発語失行により音の探索行動などがみられることもあるが，結局は何も表出されずに終わってしまうことが多い。

　③ 呼　称　　困難なことが多い。自発話や復唱と同様の状態となってしまう。

　④ 音　読　　困難なことが多い。自発話や復唱と同様の状態となってしまう。

（4）書　字

　指示が理解できれば模写は可能だが，自発的には全く書けない。

（5）病　巣

　ブローカ野とウェルニッケ野を含む左中大脳動脈の広範な病巣となることが多い（図2-32）。また左半球の視放線を含む病変では右同名性半盲を伴い，上頭頂小葉（縁上回）を含む病変では道具の使用が困難となる観念性失行やパントマイムの障害である観念運動性失行を伴う。

6）超皮質性失語

　超皮質性失語はブローカ野やウェルニッケ野といったシルヴィウス裂周辺の言語中枢を直接損傷したことで出現する失語症とは異なり，言語中枢間の線維連絡が離断したために生じる失語として解釈されている[35]。ウェルニッケ-リヒトハイムの図式（図1-9（p.7）参照）で考えると，4や6に該当する失語症となる。相対的に復唱能力が保存されており，反響言語が特徴のひとつとなる。また，書字においては特に音韻性錯語や音韻性

視放線
視覚路は眼球（網膜）から始まり，視神経，視交叉，視索，外側膝状体を経由し，側頭葉内側から視放線が出て後頭葉内側で終了となる。

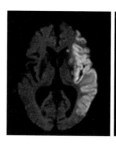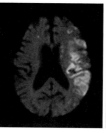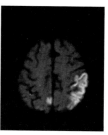

図2-32　全失語

MRI拡散強調画像。左中下前頭回，上側頭回，縁上回，角回に広範な梗塞を認める。一方，中心前回上部は梗塞を回避しており，このため重度の全失語ながら片麻痺は軽度となっている。

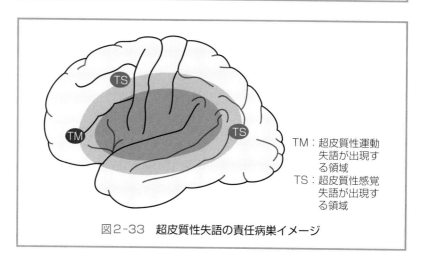

TM：超皮質性運動
　　　失語が出現す
　　　る領域
TS：超皮質性感覚
　　　失語が出現す
　　　る領域

図2-33　超皮質性失語の責任病巣イメージ

錯書は出現しにくいとされている。超皮質性失語は超皮質性運動失語，超皮質性感覚失語，混合型超皮質性失語の3タイプが存在している（図2-33）。

A　超皮質性運動失語

　概念中枢と運動性言語中枢の連合線維の離断で発生すると考えられている。シルヴィウス裂周辺の言語領域はある程度保存されつつも，その外側の言語関連領域の前方の病変で出現する。発症初期には完全な無言または顕著な発話の低下がみられる。無言状態は一過性であるが，その後は発話開始困難や保続といった前頭葉症状も認める。発語失行は出現しないが全般に話量が少なく，非流暢に分類される。定義的な症状として，①有用な自発話が減少ないし消失する，②言語理解は良好，③復唱は可能とされている。自発話が乏しい原因として発話の発動性低下が基本的障害であると考えられているが，発話の発動性については，行動全般の発動性の一部と考える場合と，文の構造化，すなわち統語の障害とみなす場合があり，症

例によって相違があったり，亜型が存在しているようである。神経学的には右片麻痺，右感覚障害などブローカ失語とほぼ同様の所見が認められる。なお，うつ病などの心因性でも発話衝動が減少し無言状態になるが，心因性の場合は麻痺などの神経学的所見はみられない。予後は発動性が改善してくれば表情は豊富になり活動性は上がるが，語列挙能力の障害は残存しやすい。まれに外国人様アクセント症候群を呈する場合があるが，一時的なことが多い。

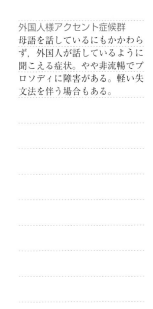

外国人様アクセント症候群
母語を話しているにもかかわらず，外国人が話しているように聞こえる症状。やや非流暢でプロソディに障害がある。軽い失文法を伴う場合もある。

（1）聴覚的理解

日常会話レベルの文であれば十分理解される。しかし反応が乏しい場合には理解が確認しにくくなる。複雑な構文は理解されない。以下に，超皮質性運動失語の特徴を示す（図2-34）。

（2）読　解

比較的良好である。

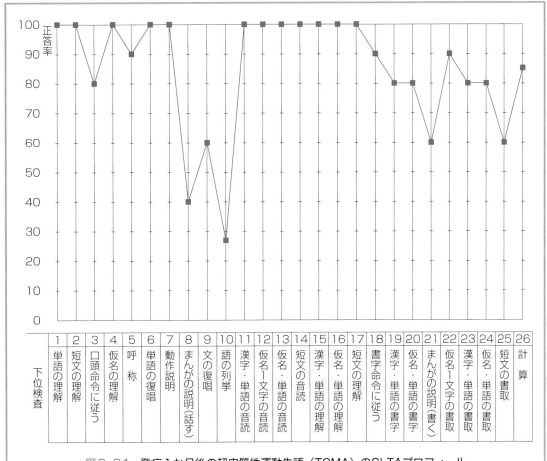

図2-34　発症1か月後の超皮質性運動失語（TCMA）のSLTAプロフィール

（3）発　話

①　自発話　　非流暢に分類されるが発語失行は伴わないため，構音の歪みや置換といった音韻的誤りはみられない。発動性低下により発話量が減少するため非流暢に分類される。失文法は顕著であり，発話は1語か2〜3文節で非常に単純化する。発話開始に困難が認められるが，数唱や自動言語は最初だけ伝えれば後はすらすら発話することが可能である。ことわざや歌に関しても同様で，ほとんど自動的に完成させる補完現象completion phenomenonが生じる。

②　復　唱　　非常に良好で少なくとも短文レベルは可能。

③　呼　称　　発話の開始が困難で，語音が繰り返されることがあるが，自発話に比べるとよい。文脈的ヒント（目標語につながる手がかりを与える。例：ネコに〜）や語頭音ヒントは有効となりやすい。

④　音　読　　仮名文字は比較的よく読め，漢字が困難な傾向がある。

（4）書　字

強く障害されている。漢字と仮名の成績差は一定していない。

（5）病　巣

左前頭葉内側面（補足運動野，前部帯状回）と左中前頭回（左前頭葉背側）（図2-35）。前頭葉内側面の障害では呼称は比較的良好なのに対し語列挙の成績が著しく低下する。中前頭回の損傷では呼称と語列挙に明らかな差は生じない[36]。前頭葉に病巣を有することから，帯状回前部の損傷では発動性や意欲低下，前頭葉背外側面の損傷ではワーキングメモリの障害に基づき遂行機能障害や転換障害，保続が，前頭葉眼窩面では脱抑制が随伴症状として出現しやすい[37]。なお，失語症の多くは中大脳動脈が支配する領域で発生するが，超皮質性運動失語は前大脳動脈領域でも出現する。

B　超皮質性感覚失語

復唱は良好だが単語は理解できない失語のタイプである。復唱は文レベルで可能であったとしても，単語レベルで語義の理解の障害が生じ，反響

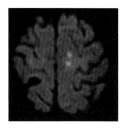

図2-35　超皮質性運動失語
MRI拡散強調画像。補足運動野周辺に梗塞巣を認める。

言語を伴うこともある。アルツハイマー型認知症や前頭側頭葉変性症で出現する意味型（意味性認知症）はこのタイプの特徴を示しやすい[38]。なお意味型は語義失語から名称が変更された進行性失語であり，超皮質性感覚失語に属する失語症とされている[39],[40]。

　ウェルニッケ–リヒトハイムの図式では感覚性言語野と概念野（意味記憶）を結ぶ経路の離断によって生じるとされ，語を形式的にはとらえることができるが意味の抽出ができないと考えている。神経学的には軽度の右片麻痺，右感覚障害がみられる。右半盲，右四半盲もみられる。予後は意味型でない限り症状が軽減していく場合が多い。以下に，超皮質性感覚失語の特徴を示す（図2-36）。

（1）聴覚的理解

　著しく障害されている。重度障害例では単語レベルの理解も困難で，発話されたものをさしたり，Yes-No形式の応答も困難である。より軽度の症例では短文レベルの理解に障害を示す。口頭命令に従えるようになれば

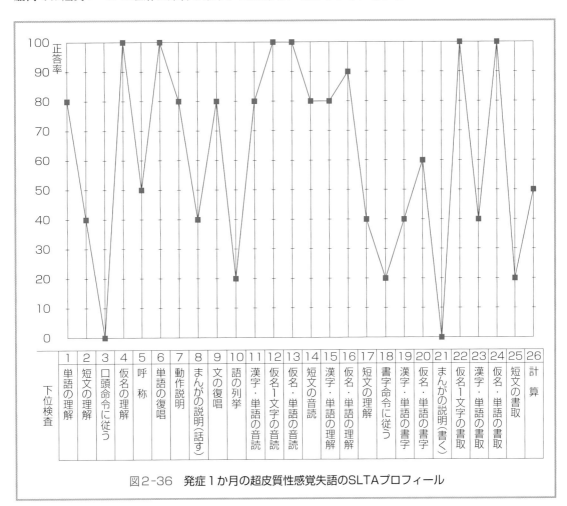

図2-36　発症1か月の超皮質性感覚失語のSLTAプロフィール

失名詞失語のカテゴリーに移行していく。

（2）読　解

高頻度の単語であっても困難で重度の障害が認められる。

（3）発　話

①　**自発話**　　流暢に分類されるが発話量は多くなく，内容は乏しくなる。意味性錯語が頻発し文レベルでは意味性ジャルゴンが出現することもある。系列語や歌などの自動言語は良好で補完現象を示す。

②　**復　唱**　　良好である。少なくとも短文レベルは可能である。

③　**呼　称**　　喚語困難や意味性錯語が出現し著しく障害されている。無反応も多いが，対象と関連性のないことを述べることも多い。音韻性錯語は出現しないか，出現しても頻度は低い。

④　**音　読**　　障害される場合とそうでない場合がある。漢字よりも仮名のほうが良好となることが多いが，音読できたとしても内容は理解できていない。また，表層失読にみられる規則化錯読（例：煙草→エンソウ，海老→カイロウ）が出現しやすい傾向がある。

（4）書　字

障害されているが，仮名のほうが漢字よりも保たれている。漢字書字では音読と同様に意味をとらえずに音に基づいて書く類音性錯書の傾向がある（例：親戚→新席，鉛筆→円筆）。仮名1文字や普段から仮名文字や片仮名表記される単語（例：うどん，テレビなど）は書字可能で，意味型（語義失語）の原発性進行性失語と似た特徴を示す[41]。

（5）病　巣

ウェルニッケ野を含まない左側頭葉後下部を中心とする後方病変と考えられているが，最近では左下前頭回（ブローカ野）から左中前頭回に進展した前頭葉病変でも出現すると考えられている[42),43)]（図2-37）。

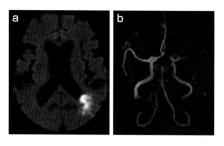

図2-37　超皮質性感覚失語

a　MRI拡散強調画像。左縁上回，角回皮質下に梗塞巣を認める。
b　MRAでは左中大脳動脈が起始部から描出を認めない。本例は左中-後大脳動脈境界領域梗塞とも考えられる。

C　混合型超皮質性失語

　言語野孤立症候群とも呼ばれる。このタイプの臨床特徴は超皮質性運動失語と超皮質性感覚失語とが組み合わされたもので，すべての言語機能の中で復唱機能のみが残存している。この際の復唱は強迫的な反響言語になる。この現象の背景には理解面での高度な意味理解障害と，発話発動性の障害が同時に存在すると考えられている。予後は若年であれば長期のリハビリテーションによって改善してくる可能性はあるが，そもそも広範な病変で発生する失語症であり，その原因も一酸化炭素中毒など，脳血管障害以外でも発生するため，良好な予後になるとはいえない。以下に，混合型超皮質性失語の特徴を示す（図2-38）。

（1）聴覚的理解

　重度の障害を示す。指示が全く理解できず，教示が反響言語となってしまう。

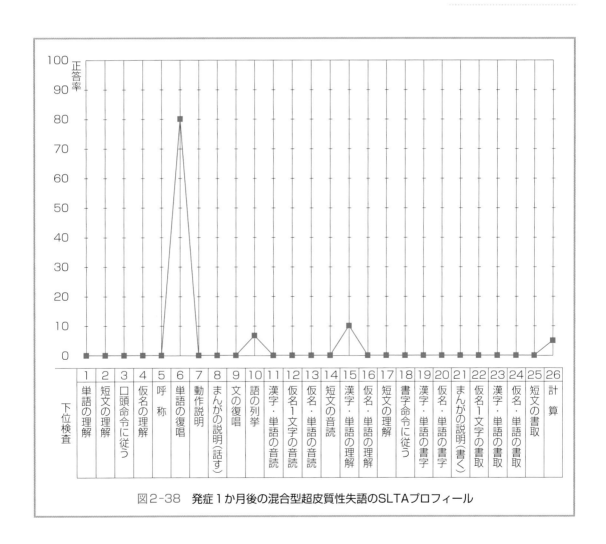

図2-38　発症1か月後の混合型超皮質性失語のSLTAプロフィール

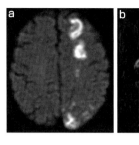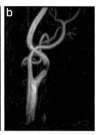

図2-39　混合型超皮質性失語

a　MRI拡散強調画像。前-中大脳動脈境界領域である，左前頭-頭頂-後頭葉皮質
　　下に縦走する梗塞巣を認める。
b　MRAでは左内頸動脈起始部に高度狭窄を認める。

（2）読　解

　高頻度語から重度に障害されている。教示の理解も困難となる。

（3）発　話

　① 自発話　　発話は反響言語に限られる。補完現象によって言われた
ところをつけ加えることもある。自動言語は容易に遂行でき，構音は正常
である。

　② 復　唱　　他のモダリティに比べれば良好であるが，強制的な反響
言語を示す。復唱する単語や文の意味は理解されていない。しかし，非文
法的な文や無意味語も正確に復唱可能である。

　③ 呼　称　　高頻度語でも重度に障害されている。

　④ 音　読　　高頻度語でも重度に障害されている。

（4）書　字

　高頻度語でも重度に障害されており，反応が得られない。

（5）病　巣

　後-上前頭葉領域と中-後大脳動脈分水嶺領域（後部頭頂-後頭葉領域）
が同時に損傷され，シルヴィウス裂周辺の言語領域が保存された場合にゴ
ルドステイン Goldstein[44] の言語野の孤立が出現すると考えられている
（図2-39）。

③ 非定型失語群

1）皮質下性失語

　皮質下性失語は大脳皮質の言語野を含まず，主に左被殻や尾状核などの
左大脳基底核や左視床などの皮質下に限局した病変で生じる失語症であ

る。古典的分類が失語症の臨床症状により分類されるのに対し，皮質下性失語は病変部位によって分類される。主に左被殻を中心とした病巣で出現する線条体失語と，左視床を中心とする視床（性）失語の２つに大別されている。病変が前方に進展する場合にはブローカ失語に類似する非流暢型の失語症状を呈し，後方の側頭葉に進展する場合にはウェルニッケ失語に類似した失語症状を示す。また病変が前頭葉から側頭葉に大きく進展する場合には全失語に類似した症状を示す。病変部位の大きさと部位は予後にも大きな影響を与え，特に出血量が多く側脳室への脳室穿破がある場合は意識障害が強く出現し継続するといった問題も発生する。

A 線条体失語

被殻，尾状核頭部および内包前脚を含む病巣で出現する。基底核失語，被殻・内包失語，非定型失語とも呼ばれている。障害の程度は病巣の大きさと損傷を受けた部位によって異なり，失語症の回復の程度にも差が出現する。

（1）聴覚的理解

軽度かほとんど問題が認められない程度の障害から重度まで様々となる。

（2）発話

① 自発話　声量が低下しており不明瞭になりやすい。

② 復唱　自発話よりも明瞭度は高くなる傾向がある。

③ 呼称　特異的な症状として意味性保続[45]や記号素性錯語[46]が出現することがある。

（3）病巣

主に左中大脳動脈から分岐する穿通枝動脈（レンズ核線条体動脈）の出血や梗塞が原因となる。この左被殻や尾状核を中心とする大脳基底核の周辺の病巣では，失語症を呈さない例もある。

B 視床性失語

左視床を病変とする失語症。超皮質性感覚失語や超皮質性運動失語に類似する特徴を示す例が多い。

（1）聴覚的理解

障害は比較的軽い場合が多いが，重度例もみられる。

（2）発話

① 自発話　発話量は減少し声量低下，喚語困難を伴うことがある。発語失行は伴わない。錯語や新造語，ジャルゴンが出現することもあるが文法的誤りは少ない。

② 復唱　自発話よりも良好である。

③ 呼称　保続や錯語の出現頻度は高い。

（3）書　字

　高頻度で障害が出現する。重症度にもよるが，重度の場合は漢字，仮名ともに単語レベルから障害される。

（4）病　巣

　後交通動脈と後大脳動脈から分岐する穿通枝動脈の出血や梗塞が原因となる。視床は注意機能や記憶のネットワークにかかわりがあり，そのほかにも大脳皮質に運動や感覚情報を送るための重要な役割を果たしている。そのため，視床を中心とする領域の病変では失語症以外に注意障害や記憶障害，感覚障害などを伴うことがある。また出血が脳室穿破した場合は強い意識障害が出現することもある。このように，視床は言語野を含む大脳皮質と線維連絡しているため，失語症に加え前頭葉症状などの様々な高次脳機能障害が合併する可能性がある。なお，失語症が発現する機序としては大脳皮質言語野との線維連絡が途絶えることによるダイアスキシス（第1章第Ⅱ節（p.10）参照）という見方が多い。

2）交叉性失語

　右利き右半球損傷後に出現する失語症をいう。診断基準は表2-11のとおりである。出現率はすべての失語症の3％未満[47]と極めて低く，まれな失語症である。

　言語症状と病巣部位との関連が左半球損傷後の失語症と同様である場合（鏡像タイプ）と左半球損傷例における病巣と症状の関係とは異なっている場合（変則タイプ）があるとされている。出現頻度は鏡像タイプが多いとされているが有意差は認められていない[48],[49]。

　交叉性失語の特徴としては，失語症のタイプは非流暢型が多いとされるがブローカ失語の出現頻度が高いとはいえない[47]。日本では，助詞の省略や誤用，動詞などの省略や活用の制限といった失文法の出現率が欧米よりも高い[50]。また，ジャルゴン失書を呈した例も報告されており[51]側性化に異常のある交叉性失語の特徴的症状と考えられている。さらに非流暢な交叉性失語において反響言語を呈する例も報告されており，右半球損傷による抑制障害が原因と考えられている[52]。

表2-11　交叉性失語の診断基準

必須条件	・右半球一側性病変 ・失語症が認められる ・矯正されていない右利き
必要要素	・小児期も含め脳損傷やてんかんの既往がない ・左利きまたは両手利きの家族歴がない
除　外	・左利きから右利きへの矯正者

交叉性失語に随伴する非言語性の症状としては，通常優位（左）半球で生じる観念運動性失行，観念失行，口腔顔面失行が出現し[44]，言語機能と同様に行為機能も右半球へ移転していると想定されている。一方，劣位（右）半球症状である左半側空間無視が40〜60％[47), 52)]であることから，言語機能は右半球に側性化が変化しても劣位（右）半球機能は入れ替わらずそのまま残存していると考えられている。

 ## その他のタイプ

1）原発性進行性失語（進行性失語）

原発性進行性失語（PPA）は，1982年のメスラム Mesulamらの報告によって注目されるようになった[53]。脳の器質的変性が原因となるが発症早期は失語症が主たる症状となり，物忘れなどの認知機能障害を呈することなく緩徐に進行していく神経変性疾患の総称をいう。つまり，発症時および病初期は失語症のみが目立ち，全般的な認知機能低下は認めないか，あるいは軽度の低下があっても認知機能低下で説明できないような言語に特化した障害が前景に立つ。疾患の進行に伴い最終的には物忘れを含む全般的な認知機能障害が出現する。

原発性進行性失語の2011年の国際診断基準（表2-12）は２段階に分けて診断を行うこととされている[54), 55)]。

原発性進行性失語は脳の変性が進行する部位によって症状が異なり，主なタイプとして３型が報告されている。

Ａ　非流暢/失文法型原発性進行性失語
nonfluent/agrammatic variant PPA

進行性非流暢性失語と呼ばれることもある。診断基準における中核症状（表2-13）[54]として，①言語産生における失文法，または②発語失行の

表2-12　原発性進行性失語（PPA）の診断基準

包含基準 （1〜3を満たす）	1．言語の困難さが最も顕著な臨床症状である 2．日常生活における障害の主たる原因は言語の障害である 3．発症時および病初期において失語症が最も顕著な障害である
除外基準 （1〜4が否定される）	1．他の非変性性神経系障害や医学的疾患で説明できる 2．精神科的診断により認知障害が説明できる 3．初期に明らかなエピソード記憶，視覚性記憶障害，視知覚障害がみられる 4．初期から明らかな行動異常がみられる

出典）Gorno-Tempini, M.L., Hillis, A.E., Weintraub, S., *et al.*：Classification of primary progressive aphasia and its variants. *Neurology*, 76：1006-1014, 2011より改変

表2-13　PPA各タイプの臨床診断基準

	非流暢/失文法型	意味型	ロゴペニック型
必須条件	次の中核症状1個以上を呈している 1．言語産生における失文法 2．一貫しない構音の誤りや歪みを伴う努力性で停滞する発話（発語失行）	次の中核症状を両方呈している 1．呼称障害 2．単語の理解障害	次の中核症状を両方呈している 1．自発話および呼称における単語回収障害 2．文・句の復唱障害
必須条件に付加する条件	以下の症状のうち2個以上を呈している 1．複雑な文の統語理解障害 2．単語の理解は保持されている 3．事物の知識は保持されている	以下の症状のうち3個以上を呈している 1．事物の知識，特に低頻度または低親密度のものの知識障害 2．表層失読または表層失書 3．復唱能力の保存 4．発話産生能力の保存	以下の症状のうち3個以上を呈している 1．自発話と呼称時の音韻性錯語 2．保存された単語理解や事物知識 3．保存された発話運動能力 4．明らかな失文法は認めない

出典）Gorno-Tempini, M.L., Hillis, A.E., Weintraub, S., *et al.*：Classification of primary progressive aphasia and its variants. *Neurology*, 76：1006-1014, 2011より改変

どちらかが必須症状で，加えて，①統語理解障害，②単語理解の保持，③対象事物に関する知識の保持の3項目のうち2項目が必要とされる。なお，非流暢/失文法型PPAに関しては発語失行のみを呈する場合を発語失行型，発語失行と失文法の両症状が併存している場合を失文法型に分類することも検討されている[56]。原因は左中心前回に限局した萎縮や血流低下が報告されている。病状が進行すると前頭葉の萎縮がより顕著となり，行動障害などの前頭葉症状が出現する可能性がある。

B　意味型原発性進行性失語 semantic variant PPA

意味性認知症と呼ばれることもある。日本では語義失語に相当する。診断基準の中核症状（表2-13）[54]として，①呼称障害と，②単語の理解障害の両項目が必須条件で，加えて，①事物の知識，特に低頻度または低親密度のものの知識障害，②表層失読または表層失書，③保存された復唱能力，④保存された発話産生能力のうち3項目が必要とされ，古典的分類では超皮質性感覚失語に類似した病型になる。事物に関する知識障害とは目の前にある物体がそもそも何なのか，何に用いるものなのかわからなくなっている状態である。そのため，触る，においを嗅ぐ，味見をするといった言語以外の他感覚を使用しても理解できない。「～って何ですか？」といった返答が増えるのも特徴のひとつである。

表層失読または表層失書については，日本語では仮名文字に比べ漢字の読み書きに困難を示す。仮名文字は1文字1音の対応となっているため読み書き可能だが，特に音読みと訓読みが存在する漢字では，両方が混じった読み方や音に対応した書字になる。

原因は左側頭葉前方部の萎縮や血流低下，低代謝などが報告されている。

C　ロゴペニック型原発性進行性失語 logopenic variant PPA

"ロゴペニック"とは「ことばに乏しい」（logo：ことば，penic：乏しい）という意味である。診断基準の中核症状（表2-13）[54]として，①自発話および呼称時における単語回収障害と，②文や短い句の復唱障害の両項目が必須条件で，加えて，①自発話と呼称時の音韻性錯語，②保存された単語理解や事物知識，③保存された発話運動能力，④明らかな失文法は認めない，のうち3項目以上が必要とされる。なお，音韻性錯語は発語失行でも出現するが，診断の際に発話運動が保存されている点から発語失行は否定され，明らかな失文法が出現していないという点から非流暢/失文法型PPAと鑑別可能である。また，単語や事物の知識が保存されている点から意味型PPAに該当しないということができる。

ロゴペニック型の背景にはアルツハイマー型認知症が多いとされるが，原因は左シルヴィウス裂後方や頭頂葉に有意な脳萎縮，血流低下，低代謝などと報告されている。

PPAは臨床症状と脳画像所見に基づき主に診断される。臨床症状には主訴や病歴などに加え言語機能検査や認知機能検査の結果が含まれる。言語機能の評価では，現状ではPPAに特化し標準化された検査は存在しない。標準失語症検査(SLTA)やWAB失語症検査により言語機能を評価し，新版失語症構文検査（STA）や失語症語彙検査（TLPA）などで詳細に言語症状を把握していくことになる。認知機能の評価については言語機能を必要としない検査を選択する必要がある。つまり，MMSEやHDS-Rといった認知症スクリーニング検査では低下した言語機能のため適切に評価できないということを理解しておきたい。日本語版レーヴェン色彩マトリックス検査（RCPM）などの非言語性検査を選択し，知的機能などを評価していく必要があり注意を要する。また，PPAの診断には軽度認知障害や認知症，うつ病などと鑑別が必要となる。知的機能や記憶や行動，視空間認知，発声発語器官などの機能についても調べる必要がある。

PPAの予後は脳血管障害などで発症する失語症とは違い，病状が確実に進行する。そのため，コミュニケーション面や生活活動に対し，本人だけでなく介助者に対しても支援や指導が必要である。特にコミュニケーション面の問題に関しては，絶えず有効なコミュニケーション方法を確保する必要があるため，言語機能を維持するための訓練だけでなく，介助者に対するコミュニケーション方法の指導や環境整備が重要となる。支援や指導は長期間となる可能性が高いため，支援・指導体制は一貫することが望ましい。変化する個々の病状に合わせ，できる限り現状を維持し本人と介助者のQOLの低下を招かない介入を目指していく。

ロゴペニック型原発性進行性失語
2004年にGorno-Tempiniらによって非流暢-失文法型，意味型に次ぐ第3の進行性失語として提唱されたのが最初とされる[54]。
なお，原発性進行性失語はその名称も変化してきている。進行性非流暢性失語は非流暢-失文法型，意味性認知症（語義失語）は意味型と現在は呼ばれている。

WAB：Western Aphasia Battery　　　STA：Syntactic Processing Test of Aphasia-Revised
TLPA：Test of Lexial Processing in Aphasia　　MMSE：Mini Mental State Examination
HDS-R：Revised version of Hasegawa's Dementia Scale　　RCPM：Raven's Coloured Progressive Matrices

2）小児失語症

　小児失語症とは，小児期に生じた獲得性言語障害をいう。言語発達期に受けた大脳の損傷により一旦獲得した言語機能に障害が生じる。先天性の発達障害による言語機能の障害は小児失語症には分類されない。これまでに小児失語症例として報告されているものは2歳頃〜15歳頃までが多く，周産期〜15歳までに発症した場合に一般的に小児失語症とされている[57]。原因疾患としては頭部外傷が最も多く全体の35％程度を占め，痙攣発作21％，脳血管障害は15％程度とされている（図2-40）[58]。脳血管障害の原因は動静脈奇形やもやもや病が多くを占める。そのほかには脳炎や脳腫瘍などでも発症しているが，成人の場合の原因疾患とは大きく構成が異なる。

　特殊な小児失語症としてはてんかん発作の後遺症として出現するランドウ-クレフナー（Landau-Kleffner）症候群がある。数日〜数週間の間に急激な言語理解力の低下が初期症状となることが多い。言語理解力の低下は聴覚失認（語聾）の症状を示すが，その後表出面の言語機能も低下する。小児失語症の症状は成人の失語症とは異なる症状を示すと考えられてきた。しかし，現状では成人と同じような失語症タイプが多く報告されており，損傷部位と失語症の症状やタイプ分類は成人と同じと考えるようになってきている[59),60)]。なお，改善については成人と大きく異なる。発症年齢が予後にどのような影響を与えるかははっきりしていないが，レネバーグ Lennebergは表2-14のようにまとめている[61]。

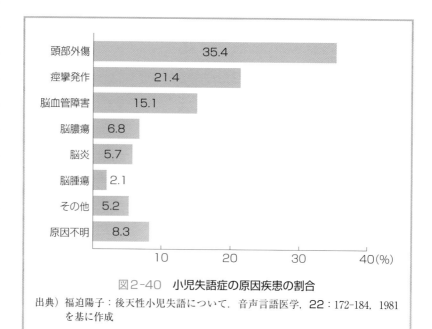

図2-40　小児失語症の原因疾患の割合

出典）福迫陽子：後天性小児失語について．音声言語医学，22：172-184，1981
　　を基に作成

表2-14　小児失語症の発症年齢と予後の関係

発症年齢	予　後
20か月まで	言語発達が遅れることはあるが正常に発達する
21～36か月	すべての言語発達が消失するが再習得される
3～10歳	失語症が出現するが読み書きを除き回復する。言語障害は残らない傾向がある
11～14歳	回復が困難な失語症も出現する
15歳以降	成人の失語症と同様の回復となる

出典）Lenneberg, E.H.：Biological Foudation of language, John Wiley and Sons, 1967 を基に作成

　小児失語症は発症時の年齢が低いほど改善する可能性が高く，予後は良好とされている。しかし，日常生活上は問題ない程度まで改善しても就学後に読み書きや計算などの学習上で問題が出現することが指摘されている[58),62)]。学習内容が難しくなり，より高い文章理解力や表現力が求められるようになる小学3，4年生以降に問題が顕著になりやすいため，学校では配慮や支援が必要となる可能性がある。

Ⅵ　失語症の近縁症状

純粋型障害

1）純粋語唖

（1）基本概念・症状

　純粋語唖は，他の言語症状を伴わずに発語失行の症状のみを呈した状態をさす。純粋発語失行，純粋失構音，純粋アナルトリーなどとも呼ばれる。自発話，呼称，復唱，音読という発話全般にわたって，口形の探索と自己修正，一貫性のない音の歪み，音の引き延ばし，音の途切れ，発話速度の低下などの発語失行の症状が生じる。重度の症例では，発症初期には発話が全くみられない場合もあるが，改善とともに発語失行の特徴的な症状を残しながらも，文レベルの発話が可能となることが多い。純粋語唖においては，発話以外の側面，すなわち，聴覚的理解および読解，書字の能力は保たれる。病巣が前方へと広がっている場合には，軽度の書字障害（仮名文字）を伴う場合もあるが，基本的には筆談によるコミュニケーションが可能である。

失調性構音障害
脊髄小脳変性症や脳血管障害などによる小脳系の障害によって生じる。声の大きさや高さの調節異常，発話リズムの障害，断綴性（音が途切れ途切れになること）の発話を特徴とする。

測定異常
小脳失調により身体の動きの範囲をコントロールできなくなる症状。目標のところまで手足を到達させようとしたときに，手前で止まったり行きすぎたりする。発語器官にも生じ，構音操作の微妙なコントロールが困難になる。

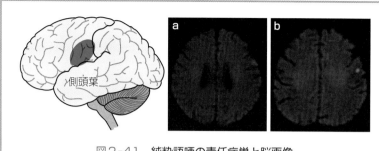

図2-41　純粋語唖の責任病巣と脳画像
MRI拡散強調画像では，左中心前回下部に梗塞巣を認める。

（2）責任病巣・発現メカニズム

　発語失行は，言語音を構音動作に変換する段階での障害と考えられており，責任病巣は左中心前回，特に，左中心前回中下部の皮質および皮質下が重要視されている（図2-41）。さらに，近年は，発語失行を特徴づける「構音の歪み」と「音の途切れ」の2つの症状に着目し，構音の歪みが音の途切れより有意なタイプでは，左中心前回に限局する病巣（ブロードマン4野）が認められたのに対して，音の途切れが構音の歪みより優位なタイプでは，左中心前回の前方にも病巣が及んでいる（ブロードマン4野＋6野）ことが報告されている[63),64)]。

（3）他の障害との鑑別

　純粋語唖と判断するためには，ブローカ失語や運動障害性構音障害との鑑別を要する。ブローカ失語との鑑別では，発話以外の言語症状の有無を確認する。純粋語唖は言語症状が発話の側面に限定されるのに対して，ブローカ失語では理解面や書字にも障害を呈する。特に書字障害の有無が鑑別の重要なポイントとなる。運動障害性構音障害との鑑別では構音の誤り方に注目する。純粋語唖では，音の歪みに一貫性がないのに対して，運動障害性構音障害では，発語器官の運動性の低下を反映した一貫性のある音の歪みがみられる。また，運動障害性構音障害では，一般的に，口腔内圧を要する破裂音や構音操作が難しい音（摩擦音や弾音）で音の歪みが生じやすいのに対して，純粋語唖では，構音操作が容易な母音でさえも音が歪むことがある。鑑別が難しいとされる失調性構音障害とは，爆発的な起声や声の大きさや高さの変動などのプロソディの症状を伴うかどうかに着目する。加えて，失調性構音障害の音の歪みは舌の測定異常に起因することを念頭に置いて評価を行う。

2）純粋語聾

（1）基本概念・症状

　言語音の聴覚的認知が選択的に障害された状態を純粋語聾という。聴力の低下はないため音は聞こえるが，言語音が聴取できなくなるというまれな病態である。純粋語聾では，内言語に障害がないにもかかわらず，ことばが聞き取れなくなり，会話場面で「えっ？」という聞き返しがしばしばみられる。成人例では，口形を見せながらゆっくり話すと，発話を了解しやすくなることがある。また，読解や書字には障害がないため，筆談によるコミュニケーションが有効である。ウェルニッケ失語の改善過程において，他の症状が軽快し純粋語聾を呈する場合もあるとされる。

　言語検査では，聴覚入力を要する項目に限った成績低下がみられる。例えば，標準失語症検査（SLTA）では，聴覚的理解，復唱，書取の検査成績が低下する。その一方で，聴覚入力を要さない項目（発話に含まれる呼称，動作説明，まんがの説明，語想起，音読および，読解と自発書字）は保たれる。

（2）責任病巣・発現メカニズム

　純粋語聾は両側の側頭葉病変で生じることが多いが，一側性の病変でも生じることがわかっている。両側性の場合は，病巣は必ずしも左右対称ではなく，一側が皮質下や聴放線に及んでいることもある。一側性の場合は，左側頭葉の皮質下（優位半球の側頭葉深部）の病変で生じると考えられている（図2-42）。

　純粋語聾の原因疾患は脳血管障害が多い。両側病変の場合，初回の発症では純粋語聾とはならず，2回目の発症で反対側に病変を認めた場合に症状が出現することが多いとされる。

　発現機序に関しては，言語音に関する聴覚情報が，（ほぼ）正常に機能しているウェルニッケ野に到達しないために純粋語聾が生じると考えられている。言語に関する聴覚情報は，内側膝状体-聴放線-左側頭葉聴覚皮質-ウェルニッケ野という経路と，内側膝状体-聴放線-右側頭葉聴覚皮質-脳

> ♪　進行性失語症にみられる純粋語唖　♪♪
> 　原発性進行性失語（PPA）は，神経変性疾患を原因疾患として失語症を呈するもので，他の症状よりも先に言語症状が出現し，発症から数年間は失語症のみが選択的に進行する症候である。近年，PPAに含まれる「流暢/失文法型」の中に，他の失語症状を示さずに発語失行のみを呈する一群が存在することがわかってきており，「純粋失構音型」あるいは「進行性発語失行（PPAOS）」としてとらえられている。この群では，非流暢/失文法型の病巣の主座の中でも，左中心前回側に機能低下が限局している[65]とされる。

PPAOS : primary progressive apraxia of speech

81

> **内言語**
> 音声や文字として外に表されない言語活動のこと。声には出さない内なる発話や黙読，思考のための言語活動などをさす。内語ともいう。

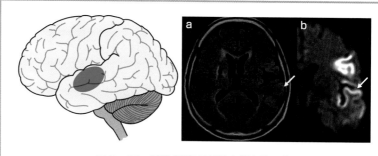

図2-42　純粋語聾の責任病巣と脳画像

a　MRI FLAIR画像。左上側頭回（矢印）に梗塞巣を認める。
b　MRI拡散強調画像。左ヘシェル横回（矢印）に梗塞巣を認める。

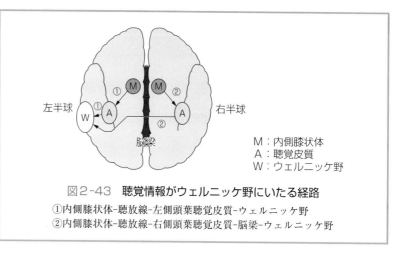

図2-43　聴覚情報がウェルニッケ野にいたる経路

①内側膝状体-聴放線-左側頭葉聴覚皮質-ウェルニッケ野
②内側膝状体-聴放線-右側頭葉聴覚皮質-脳梁-ウェルニッケ野

梁-ウェルニッケ野という経路をたどることで意味が理解される（図2-43）。そのため純粋語聾では，この経路のどこかに損傷があると推定されている。

（3）他の障害との鑑別

　純粋語聾であると判断するためには，末梢性の聴覚障害ではないこと，内言語が保たれていること確認した上で，語音認知や環境音の評価を行う必要がある（表2-15）。聴覚障害に関しては，標準純音聴力検査を実施し，日常会話に支障がない程度の聴力が保たれていることを確認する。また，

表2-15　純粋語聾の評価項目

・純音聴力検査
・聴性脳幹反応（ABR）
・言語機能検査：標準失語症検査，WAB失語症検査など
・言語音の認知検査：語音弁別検査
・環境音の認知検査

ABR：auditory brainstem response

脳幹レベルにも問題がないことを示すために聴性脳幹反応（ABR）を実施する場合もある。言語機能検査では，聴覚入力を要する課題では低下を示すが，その他の課題は良好であることを確認する。言語音の認知検査は，日本聴覚医学会の「日本聴覚医学会聴覚検査法　2．語音聴力検査法（2003）」[66],[67] の中の「語音弁別検査」を用いる。環境音の認知検査は標準化されたものがないため，課題を作成し実施する必要がある。無料で利用できるインターネットの音源を活用すると簡便に作成できる。

①　ランドウ-クレフナー症候群（LKS）　ランドウ-クレフナー症候群（LKS）は，持続するてんかん性脳波異常と聴覚性失認を呈する病態である。それまで聴力や言語に通常の発達を示していた2〜10歳くらいの子ども[68] が，呼びかけに反応しなくなる，聞き返しが増えるなど聴力の低下を疑う症状を示す。症状は徐々に進行し，聴覚的な言語理解の低下（純粋語聾）に続いて発語が明瞭となり，さらに発語の減少や消失を呈する。側頭葉の異常や脳の中の炎症，免疫反応が関与[69] していることが推定されている。LKSでは，言語音の聴覚障害（純粋語聾）が特徴とされるが，環境音の聴覚障害を伴い広義の聴覚失認を呈することもある。

> ♪ 失　認 ♪♪
> 　要素的感覚の障害，知的能力の低下，注意の障害，失語症による呼称障害，意味記憶の障害がないにもかかわらず，ある感覚を介したときだけ，それが何かわからない状態を「失認」という。失認は，視覚，触覚，聴覚という3つの感覚について起こり得る。
> 　「視覚性失認」では，視覚を介したときに限って，それが何かわからなくなる。例えば，携帯電話を見てもそれが何かわからないが，着信音を聞くとすぐに携帯電話だとわかるという状況が生じる。
> 　「触覚性失認」では，触覚を介したときに限って，それが何かわからなくなる。そのため，バッグの中から手探りで財布を探すといった場面で症状が明らかとなる。
> 　「聴覚性失認」では，聴覚を介したときに限って，それが何かわからなくなる。対象となる音が環境音の場合は「環境音失認」あるいは「（狭義の）聴覚失認」という。環境音失認では，救急車のサイレンを聞いてもそれが何かわからないが，救急車を見るとすぐに救急車だとわかるという状況が生じる。対象となる音が言語音の場合を「純粋語聾」という。純粋語聾では，言語音に限った聴覚失認が生じるため，ことばを聞いてもわからないが，文字を読めばすぐにわかるという状況が生じる。
> 　「純粋語聾」は失語症の近縁症状であるが，高次脳機能障害のひとつ「聴覚性失認」に含まれる症状でもある。

聴性脳幹反応（ABR）
音を聞かせて脳幹の反応を調べる検査。内耳から脳までの聴覚の伝導路のどこに障害があるのかを調べることができる。

語音弁別検査
決められた単音節のリストを様々な音の強さで聞かせて，明瞭度（正答率）を算出し明瞭度曲線を描く。最高明瞭度をパーセントで示したものを語音弁別能力という。

注意障害
高次脳機能障害のひとつ。ひとつのことに注意を向けることができない，注意力や集中力が持続しないなどの症状が生じる。

体性感覚
表在感覚と深部感覚がある。表在感覚には触覚，温度感覚，痛覚などがあり，深部感覚には運動感覚や位置感覚，振動感覚などがある。

色名呼称障害
色彩失名辞ともいう。呈示された色の名前が言えず，色の名前を聞いてその色を選ぶこともできない。色の知覚は保たれているため，色を分類することや似た色を選ぶことは可能。

離断症候群
左右の大脳半球間を結ぶ交連線維や，大脳半球内の異なる領域を結ぶ連合線維の損傷によって生じる高次脳機能障害のこと。

3）純粋失読

（1）基本概念・症状

　文字の読み（音読・読解）が障害されているにもかかわらず，書字は保たれるという病態を純粋失読という。純粋失読では「自分で書いた文字も読めない」という特徴的な症状が生じる。失語症や注意障害，知的低下などの要因によらない純粋な読みの障害であるため，基本的には，聴覚的理解や発話，書字の能力は保たれる。

　重症度は重度〜軽度まで様々であり，観察される症状が異なる。重症例では，仮名1文字の読みも困難となる。ただし，読めない文字でも指でなぞれば読めることが多い。この「なぞり読み」にみられる運動覚を介した読みの効果を運動覚促通という。指でなぞる以外にも，点字のように浮き上がるように表現された文字形態を指先で触ることで読めることもある。この場合は体性感覚を介した読みとなる。中等度例では，1文字ずつは読めるものの，単語や文を読む際にたどたどしい読み方（逐次読み）となる。また，文字数が少ない単語（例：ネコ）は読むことができても，文字数が多い単語（例：フラワーアレンジメント）では読みに難渋する。この文字数の増加による影響は語長効果と呼ばれる。軽症例では，文レベルの読みが可能となるが，その場合も読むことに時間を要したり，患者が疲労感を感じたりすることが多い。

　純粋失読では，漢字の想起障害や軽度の喚語困難，色名呼称障害を認めることがある。いずれの症状も病巣が純粋失読の病巣の近傍にあるために出現すると考えられる。

　左後大脳動脈領域の病変により純粋失読をきたし，漢字の書字障害も呈する場合には，漢字に強い失読失書や漢字の純粋失読が生じ得る左側頭葉後下部（左下側頭回後部）にも病巣が広がっていることが推定される。また，喚語困難に関しても左側頭葉後下部の損傷で生じることがわかっている。色名呼称障害の責任病巣としては，左紡錘状回や下側頭回が重要視されており，この部位も純粋失読の近傍に存在する。

（2）責任病巣・発現メカニズム

　純粋失読は，文字に関する視覚情報が文字の処理にかかわるとされる角回に到達しないために生じる離断症候群と考えられている。病変部位はいくつか推定されており，右視野の同名性半盲を伴うタイプは古典型と呼ばれる。古典型の純粋失読では，左後大脳動脈領域の脳梗塞により左後頭葉と脳梁膨大部に広範な梗塞巣を有するとされる（図2-44）。

　古典型の発現のメカニズムは以下のとおりである。患者は左後頭葉の病巣により右の同名性半盲を呈する。これにより右視野の文字に関する視覚情報は脳内に入力されない。一方，左視野の視覚情報は右後頭葉に入力さ

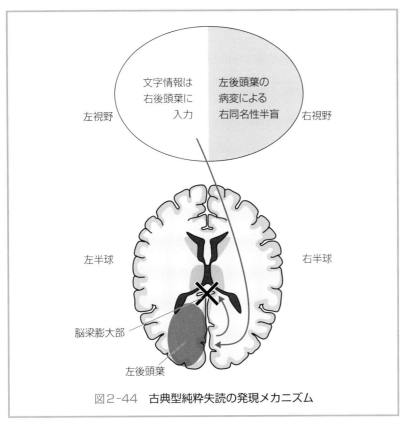

図2-44　古典型純粋失読の発現メカニズム

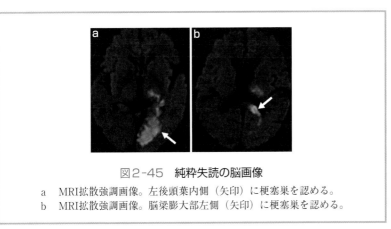

図2-45　純粋失読の脳画像

a　MRI拡散強調画像。左後頭葉内側（矢印）に梗塞巣を認める。
b　MRI拡散強調画像。脳梁膨大部左側（矢印）に梗塞巣を認める。

れるが，脳梁膨大部の損傷により左半球に伝達されず，文字が読めないという病態が生じる（図2-45）。
　純粋失読のうち，右同名性半盲を伴わず古典型とは異なる病変部位をもつものは「非古典型」[68]と呼ばれる。非古典型の純粋失読は，左頭頂葉の角回直下の皮質下白質病変や左側脳室後角の下外側病変で生じるとされ[68]，前者は「角回直下型」，後者は「後角下外側型」と呼ばれる。

字性型
純粋失読の中で，1文字でも正しく読めないタイプを字形型，1文字ずつは読めるが，文字列になると逐次的しか読めないタイプを逐次読み型という[72]。

意識障害
意識が清明ではない状態を意識障害という。意識障害には，会話は成り立つが時間や場所などの見当識に混乱がみられるという状態から深い昏睡状態まで様々なレベルがある。

発現メカニズムについては，後角下外側型は脳梁を通って左半球に届いた文字に関する視覚情報が後角下外側の紡錘状回の近傍を通るところで経路を絶たれ，角回直下型はさらにその先の角回に入る手前で経路を絶たれたものと考えられている。

（3）他の障害との鑑別

純粋失読では，「自分の書いた文字さえも読めない」という症状を示すため，他の障害とは比較的容易に鑑別できる。また，文字を読むことができていても，逐次読みや語長効果といった特徴的な症状があれば純粋失読を疑う。純粋失読の評価では，標準失語症検査（SLTA）などの言語検査を実施し，読み（音読・読解）に関する検査項目の成績が，他の項目に比べて明らかに低下していることを確認する。

4）純粋失書

（1）基本概念・症状

意識障害や注意障害，知的能力の低下，失語・失行・失認など他の高次脳機能障害を要因としない書字の障害を純粋失書という。純粋失書では自発書字や書き取りに障害を呈する。写字は可能とされているが，病変部位によっては，筆順や運筆の障害を呈することもある。

書字は，音声言語の能力を土台として獲得される機能であるため，4つの言語機能（「聴く」「話す」「読む」「書く」）の中で最も遅く獲得される。また，音声言語に比べて使用頻度や能力に個人差があることも特徴であ

♪　純粋失読の発現メカニズム　♪♪

純粋失読の発現メカニズムは，古典型と非古典型のいずれも，文字に関する視覚情報が角回に到達できないために生ずる離断症候群であると考えられてきた。しかし近年は離断以外の発現メカニズムについても検討されている。

櫻井は，脳梁膨大部病変を含まない純粋失読には漢字に著明な失読を呈する紡錘状回型と仮名に選択的な失読を呈する後頭葉後部型がある[70]とし，非脳梁膨大型を紡錘状回型（中部紡錘状回）と後頭葉後部型（後部紡錘状回・下後頭回）[71]に分類している。紡錘状回は脳の底面に位置し，対象の形や色を分析し，それが何であるか，対象の意味につなげる腹側の流れ[72]に含まれる脳回であり，視覚性失認の責任病巣として知られている。平山[72]は，少なくとも字性型の純粋失読には，視覚性失認と類似の機序が考えられるのではなかろうかと指摘している。純粋失読の発現メカニズムについては，病巣の位置や広がり，失読の症状や重症度などを検討し，離断により生じたものか，視覚性失認と同様の機序により生じたものか，あるいは両方の要素を含むものかを，症例ごとに検討する必要があると考えられる。

る。この使用頻度や能力の個人差には，学歴や職業，年齢だけでなく，個々人の生活習慣や趣味などの要因が関与する。

　純粋失書は，病変部位によって出現する症状が異なる。代表的な純粋失書の責任病巣は以下のとおりである。

（２）責任病巣・発現メカニズム

　①　頭頂葉性純粋失書　　自発書字と書き取りに重度の障害を認めるが，写字は基本的に保たれる。書字の症状は，漢字と仮名のいずれにも生じるが，仮名書字の症状のほうがより重篤になる場合が多い。誤り方は，無反応，部分反応，存在字近似反応，置換[73]とされ，途中での中止や書き順の誤り[74]がみられることがある。また，病巣の広がりによっては軽度の失語症状を伴うことがわかっている。責任病巣は，左頭頂葉の皮質および皮質下白質とされるが，近年は，下頭頂葉の角回が重要視されている。角回は，失読失書の責任病巣として知られているが，角回性失読失書と呼ばれるものの責任病巣は角回から後方の外側後頭回（主に中後頭回）を含み，角回に限局した病変では純粋失書になると考えられている[75]（図2-46）。

　②　前頭葉性純粋失書　　左前頭葉の中前頭回はエクスナー Exnerの書字中枢と呼ばれ，純粋失書の責任病巣として知られている。この領域の病変では，仮名の失書が生じるとされる。症状としては錯書が多く，関らは仮名の誤りを，他の文字への置換，拗音・濁音の誤り，脱落，付加，繰り返し，位置の移動（位置の逆転）に分類している[76]。前頭葉病変による純粋失書では，写字は良好で運筆の障害もないとされる。

　③　中側頭回後部病変による失書　　左中・下側頭回の病変で漢字の失書が生じることがわかっている。

　誤り方は「文字想起困難による無反応か，部分的に想起される部分反応が大半を占める」[77]とされる。責任病巣は，中・下側頭回，特に中側頭回後部[76]であり，漢字の失読失書が起こる紡錘状回中部・下側頭回後部の

存在字近似反応
存在字に似た反応。長谷川[73]は，おおむね２画（１画～面積の３割未満）以内の付加・省略・部分的置換操作により存在字を１文字のみ特定できる反応と定義している。

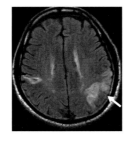

図2-46　純粋失書の脳画像
MRI FLAIR画像。左角回（矢印）に梗塞巣を認める。

背外側に位置する領域と推定されている[77]。

④　左上頭頂小葉病変による失書（失行性失書）　　上肢の運動機能に問題がないにもかかわらず，文字を書く行為に障害を呈する。症状としては，文字形態の崩れや運筆の乱れ，筆順の誤りなどがみられる。写字ではやや改善するが正常とはならない。また，文字の想起困難がない純粋例では，口頭で字画を説明することが可能とされる。失行性失書は，失行（観念性失行）による道具の使用障害によるものではなく，書字動作に特異的な症状である。責任病巣としては，左上頭頂小葉が重要視されている。

（3）他の障害との鑑別

純粋失書の評価では，書字の障害が意識障害や注意障害，全般的な知的機能の低下，失行や失認などの高次脳機能障害に起因するものではないことを確認する必要がある。また，上肢の運動機能が低下している場合には，書字動作への影響の有無を確認する。その上で，標準失語症検査（SLTA）などの言語機能検査において，書字能力が他の言語機能に比べて明らかに低下している場合は純粋失書を疑う。

> ♪　失タイプ　♪♪
>
> パーソナルコンピュータやスマートフォンの急速な普及によって，これまでになかった文字に関する障害が報告されるようになっている。失タイプdystypiaと失テキスト dystextiaである。大槻[78] の報告を引用しながら，この2つの症候について紹介する。
>
> 失タイプは，キーボードで文字を打ち込むことの障害で，失語・失行・視空間障害など，他の認知機能障害で説明できない症候をさすとされる。責任病巣は，前頭葉，主に，中前頭回後部と，左頭頂葉とされる。いずれも純粋失書の責任病巣としてよく知られている領域である。大槻は，大脳の機能には，大まかな機能局在があるが，それらは個々人の状況に適応するよう変化することが知られていると述べ，日常の言語を取り巻く状況の変化により，脳の機能局在などが変化し得る可能性を指摘している。失タイプの症状は，前頭葉性の失タイプでは，音韻性の誤りが多く，言語的に近い音への置換，例えば [se] と打ち込むところを [ke] や [sa] と打ち込むような誤り方が生じるとされる。また，頭頂葉性の失タイプでもアルファベットへの変換/置換障害が想定されているものの，空間的な誤りも生じるとされる。
>
> 失テキストは，テキストメッセージを作成・送信できない現象のことをさす。ただし，明確な症候学的定義づけがなかったために，現時点では，麻痺や失語，失行などが原因でもテキストメッセージが作成・送信できない場合をすべて "dystextia" と称してしまう流れが主流になっている現状があるとし，専門用語であるはずの症候の名称が，結果として「〜できない」ことすべてをさすように誤用されている現状は憂慮すべきかもしれないと報告している。

5）失読失書

（1）基本概念・症状

　音声言語の能力が保たれているにもかかわらず，文字を読むことと書くことが著しく障害された状態を失読失書という。「読み（音読・読解）」については，純粋失読とは異なり，なぞり読みによる促通はない。また，書字については，書称と書き取りに障害を認めるが，写字の能力は保たれるとされる。失読失書を引き起こす責任病巣としては，左角回と左下側頭回後部が推定されており，出現する症状が異なることがわかっている（図2-47）。

（2）責任病巣・発現メカニズム

　①　**左角回病変による失読失書**　　漢字と仮名のいずれにも障害を認めるが，読み（音読・読解）については仮名が，書字については漢字の障害が強いとされる。山鳥は，角回病変による失読失書5例の症状と責任病巣を検討し，失読の特徴として，重度の場合は仮名での形態と音節の対応が不安定で，軽度の場合は単語あるいは文水準での文字系列と音声情報の対応が不安定であるとし，また，失書の特徴としては，模写は正常であること，漢字では錯書や想起困難が多いこと，仮名は錯書が多いことをあげている[79]。角回病変による失読失書では，病巣の広がりによって症状にバリエーションが生じる。例えば，病巣が前方に広がると軽度の失語症を伴うことが多く，病巣が上方へ広がると失書がより重篤となる。随伴症状としては，右同名性半盲や右下1／4盲を伴うことがある。

　発現メカニズムについては，「失読の基礎には，文字についての視覚・音声・体性感覚の統合障害，失書の基礎には視覚・音声・書字運動間の統合障害がある」[79]と考えられている。

　②　**左下側頭回後部病変による失読失書**　　仮名の障害は軽度であり，漢字に強い読み書き障害が生じる。誤り方は，漢字の音読では，「土木」

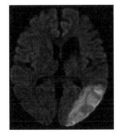

図2-47　失読失書の脳画像
MRI拡散強調画像。左中下側頭回に梗塞巣を認める。
病巣は外側後頭回にも波及している。

を「つちき」と読むなど，音読みすべき熟語を訓読みするという「音価選択の誤り」[80),81)]，「『文字』を「ぶんがく」と音読する形態的類似の誤り」[80)]，などが生じ，漢字の書字では，「無反応や形態的錯書」[80),81)] などが生じるとされる。責任病巣としては，「紡錘状回中部・下側頭回（ブロードマン37野）」[77)] が重視されている。

　左下側頭回後部病変によって漢字に優位な失読失書が生じるメカニズムとしては，下側頭回が視覚情報の処理に関与していることから，「形態視覚機能との関連が強い漢字に優位に，場合によっては選択的に生ずる」[82)] ことが推察されている。

（3）他の障害との鑑別

　失読失書であると判断するためには，失語症や純粋失書との鑑別を要する。鑑別においては，標準失語症検査（SLTA）などの総合的言語検査において，モダリティ間の乖離をみることが重要である。例えば，失語症は，4つのモダリティすべてに障害を生じるため，音声言語（聴覚的理解や発話）の項目にも低下がみられる。一方，失読失書では，基本的に音声言語

表2-16　失語症の近縁症状のまとめ

障害名	責任病巣	特徴的な症状	障害されるモダリティ
純粋語唖	左中心前回中・下部	・言語音を構音動作に変換する段階での障害 ・他の言語症状を伴わず発語失行の症状のみを呈する	「話す」側面
純粋語聾	両側側頭葉または 左側頭葉（皮質下）	・聴力の低下がないにもかかわらず，言語音の聴取が困難になる ・「読解」「書字」には障害がないため，筆談によるコミュニケーションが有効	「聞く」側面
純粋失読	古典型 ：左後頭葉と脳梁膨大部 非古典型 ：左角回直下の白質 　左側脳室後角の下外側	・視覚を介した場合のみ文字の読み（音読・読解）が困難になる ・文字数が多くなると読みにくい（語長効果） ・なぞり読みが可能	「読む」側面
純粋失書	左頭頂葉の皮質・皮質下	・書字症状は漢字と仮名のいずれにも生じるが，仮名の症状がより重篤 ・写字は保たれる	「書く」側面
純粋失書	左前頭葉の中前頭回 （Exnerの書字中枢）	・仮名の失書（錯書）が生じる ・写字は保たれる	
純粋失書	中前頭回後部 （左中・下側頭回）	・漢字により強い失書が生じる ・写字は保たれる	
純粋失書	左上頭頂小葉	・文字を書く行為に障害を呈する（失行性失書） ・写字にも障害あり	
失読失書	左角回	・漢字と仮名のいずれも障害 ・読みについては仮名，書きについては漢字の障害が強い ・写字は保たれる	「読む」「書く」側面
失読失書	左下側頭回後部	・漢字に強い読み書き障害を呈する ・仮名の障害は軽度	

の能力は保たれ，文字言語の能力が大きく低下する。したがって，音声言語と文字言語の成績間の乖離が明らかとなる。純粋失読との鑑別では，なぞり読みによる促通効果の有無が鑑別のポイントとなる。加えて，失読失書では「読み」と「書き」に関する項目で成績が低下するのに対して，純粋失読では，「読み」に関する項目（音読と読解）に限った成績低下がみられる。それとは逆に，純粋失書では，「読み」に関する項目では成績が低下せず，「書き」に限った成績低下を認める点で鑑別が可能である。

　表2-16に失語症の近縁症状をまとめた。

〔引用文献〕
1 ）鈴木重忠：第1章　総説総論―言語・言語障害．日本言語療法士協会編著：言語聴覚療法臨床マニュアル，協同医書出版社，pp.6-7，1992
2 ）石合純夫：第1章　高次脳機能障害の診療―基礎知識．高次脳機能障害学第3版，医歯薬出版，pp.1-20，2022
3 ）藤田郁代：失語症の言語治療の新しい潮流：理論と戦略．言語聴覚研，16（2）：61-73，2019
4 ）Hickok, G., Poeppel, D.：The cortical organization of speech processing. *Nat Rev Neurosci*, 8（5）：393-402, 2007
5 ）石合純夫：第2章　失語，失読，失書．高次脳機能障害学　第3版，医歯薬出版，pp.21-61，2022
6 ）井川房夫・日高敏和・落合淳一郎ほか：くも膜下出血の疫学と転帰．島根中病医誌，47（1）：3-9，2022
7 ）菅　貞郎・久保　創・井上　賢ほか：本邦のくも膜下出血治療の動向―公開DPCデータを用いた検討．脳卒中の外，49（1）：26-33，2021
8 ）荒木　尚・熊井戸邦佳・大宅宗一ほか：小児頭部外傷の現状と課題．脳神外ジャーナル，30（6）：450-461，2021
9 ）高砂浩史・梶　友紘・松森隆史ほか：小児頭部外傷症例に対する虐待判断に関する当院の取組み：初療より脳神経外科医が関与した症例の分析．小児の脳神，47（1）：1-6，2022
10）宮坂実木子：虐待による乳幼児頭部外傷．日小児放線会誌，36（2）：91-100，2020
11）難病情報センター：前頭側頭葉変性症（指定難病127）https://www.nanbyou.or.jp/entry/4840（2023年9月2日閲覧）
12）松田　実：アルツハイマー型認知症の言語症状の多様性．高次脳機能研，35（3）：312-324，2015
13）望月秀樹：感染性疾患．水野美邦編：神経内科ハンドブック―鑑別診断と治療　第5版，医学書院，pp.752-828，2016
14）NID国立感染症研究所：ヘルペス脳炎とは

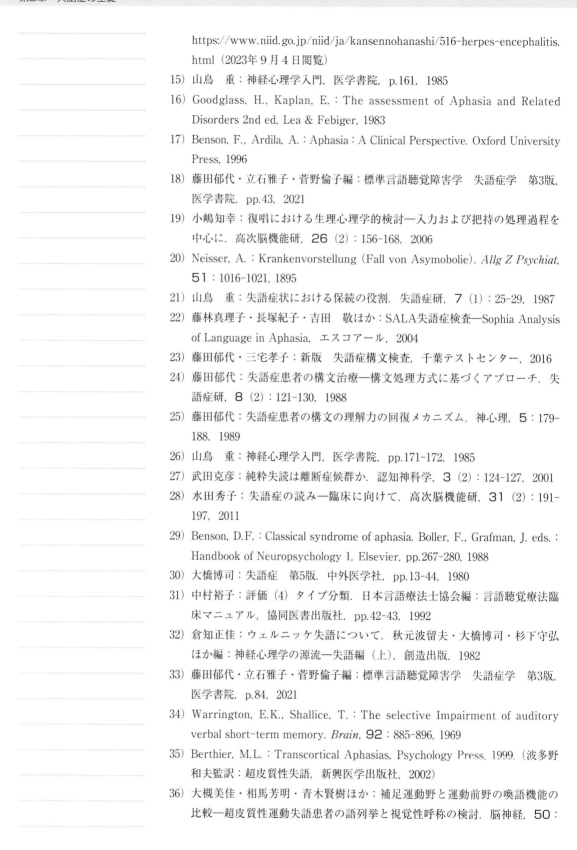

https://www.niid.go.jp/niid/ja/kansennohanashi/516-herpes-encephalitis.
html（2023年9月4日閲覧）

15）山鳥　重：神経心理学入門，医学書院，p.161，1985

16）Goodglass, H., Kaplan, E.：The assessment of Aphasia and Related Disorders 2nd ed, Lea & Febiger, 1983

17）Benson, F., Ardila, A.：Aphasia：A Clinical Perspective. Oxford University Press, 1996

18）藤田郁代・立石雅子・菅野倫子編：標準言語聴覚障害学　失語症学　第3版，医学書院，pp.43，2021

19）小嶋知幸：復唱における生理心理学的検討―入力および把持の処理過程を中心に．高次脳機能研，26（2）：156-168，2006

20）Neisser, A.：Krankenvorstellung（Fall von Asymobolie）. *Allg Z Psychiat*, 51：1016-1021, 1895

21）山鳥　重：失語症状における保続の役割．失語症研，7（1）：25-29，1987

22）藤林真理子・長塚紀子・吉田　敬ほか：SALA失語症検査―Sophia Analysis of Language in Aphasia，エスコアール，2004

23）藤田郁代・三宅孝子：新版　失語症構文検査，千葉テストセンター，2016

24）藤田郁代：失語症患者の構文治療―構文処理方式に基づくアプローチ．失語症研，8（2）：121-130，1988

25）藤田郁代：失語症患者の構文の理解力の回復メカニズム．神心理，5：179-188，1989

26）山鳥　重：神経心理学入門，医学書院，pp.171-172，1985

27）武田克彦：純粋失読は離断症候群か．認知神科学，3（2）：124-127，2001

28）水田秀子：失語症の読み―臨床に向けて．高次脳機能研，31（2）：191-197，2011

29）Benson, D.F.：Classical syndrome of aphasia. Boller, F., Grafman, J. eds.：Handbook of Neuropsychology 1, Elsevier, pp.267-280, 1988

30）大橋博司：失語症　第5版．中外医学社，pp.13-44，1980

31）中村裕子：評価（4）タイプ分類．日本言語療法士協会編：言語聴覚療法臨床マニュアル，協同医書出版社，pp.42-43，1992

32）倉知正佳：ウェルニッケ失語について．秋元波留夫・大橋博司・杉下守弘ほか編：神経心理学の源流―失語編（上），創造出版，1982

33）藤田郁代・立石雅子・菅野倫子編：標準言語聴覚障害学　失語症学　第3版，医学書院，p.84，2021

34）Warrington, E.K., Shallice, T.：The selective Impairment of auditory verbal short-term memory. *Brain*, 92：885-896, 1969

35）Berthier, M.L.：Transcortical Aphasias, Psychology Press, 1999.（波多野和夫監訳：超皮質性失語，新興医学出版社，2002）

36）大槻美佳・相馬芳明・青木賢樹ほか：補足運動野と運動前野の喚語機能の比較―超皮質性運動失語患者の語列挙と視覚性呼称の検討．脳神経，50：

243-248, 1998

37) Tekin, S., Cummings J.L. : Frontal-subcortical neuronal circuits and clinical neuropsychiatry ; an update. *J Psychosom Res*, 53 : 647-654, 2002

38) Cummings, J.L., Benson, D.F., Hill, M.A., *et al.* : Aphasia in dementia of the Alzheimer type. *Neurology*, 35 : 394-397, 1985

39) 井村恒郎：失語—日本語に於ける特性．精神神経誌，47：196-218，1943

40) 井村恒郎：失語の意味型，語義失語について．精神医学研究，2：292-303，1967

41) 橋本　衛：意味性認知症．神経心理学，26：294-303，2010

42) 佐藤睦子・後藤恒夫・渡辺一夫：左前頭葉病変により超皮質性感覚失語と同語反復を呈した一例．神経心理学，7：202-208，1991

43) 石黒聖子・川上　治・橋爪真言ほか：Broca領域を中心とする病変による超皮質性感覚失語の1例．失語症研究，16：322-330，1996

44) Goldstein, K. : Language and language disturbances : aphasics symptom complexes and their significance for medicine and theory of language, Grune & Stratton, pp.292-309, 1948

45) 三宅裕子：発話の脳内機構—錯語と保続．神経心理学，19：15-21，2003

46) 水田秀子・田中春美・松田　実ほか：記号素性錯語を呈した被殻出血後の失語症3例．失語症研究，14：204-212，1994

47) Coppens, P., Hungerford S., Yamaguchi S., *et al.* : Crossed aphasia : an analysis of the symptoms, their frequency, and a comparison with left-hemisphere aphasia symptomatology. *Brain Lang*, 83 : 425-463, 2002

48) Joanette, Y. : Aphasia in left-hander and crossed aphasia. Boller, F., Grafman, J. eds. : Handbook of neuropsychology, Elsevier, pp.173-183, 1989

49) 竹内愛子・河内十郎：ラテラリティーが得意な失語症者の特徴と予後—非右利きの失語および右利き交叉性失語の場合．失語症研究，7：116-127，1987

50) 横山和正・大窪むつみ・道関京子ほか：ジャーゴン失書を呈したBroca型交叉性失語の2症例．臨床神経学，21：961-967，1981

51) 遠藤佳子・鈴木匡子・山鳥　重ほか：右前頭葉内側面病巣により反響言語を特徴とする交叉性失語を呈した1例．脳神経，53：287-282，2001

52) Alexander, M.P., Fischette M.R., Fischer R.S. : Crossed aphasias can be mirror Image or anomalous. Case reports, review and hypothesis. *Brain*, 112 : 953-973, 1989

53) Mesulam, M.M. : Slowly progressive aphasia without generalized dementia. *Ann Neuro*, 11 : 592-598, 1982

54) Gorno-Tempini, M.L., Hillis, A.E., Weintraub, S., *et al.* : Classification of primary progressive aphasia and its variants. *Neurology*, 76 : 1006-1014, 2011

55) Gorno-Tempini, M.L., Dronkers, N.F., Rankin, K.P., *et al.* : Cognition

and anatomy in variants of primary progressive aphasia. *Ann Neurol*, **55**：335-346, 2004

56) Josephs, K.A., Duffy, J.R., Strand, E.A., *et al.*：Characterizing a neuro-degenerative syndrome：primary progressive apraxia of speech. *Brain*, **135**：1522-1536, 2012

57) 福迫陽子：小児の失語症. 澤島政行編：臨床耳鼻咽喉科・頭頸部外科全書9A　音声・言語1, 金原出版, pp.189-204, 1991

58) 福迫陽子：後天性小児失語について. 音声言語医学, **22**：172-184, 1981

59) 宇野　彰：小児失語症. 鹿島晴雄, 種村　純編：よくわかる失語症と高次脳機能障害, 永井書店, pp.114-120, 2003

60) 進藤美津子：子どもの後天性言語障害. 大石敬子編, 笹沼澄子監修：子どものコミュニケーション障害, 大修館書店, pp.127-154, 1998

61) Lenneberg, E.H.：Biological Foudation of language, John Wiley and Sons, 1967

62) 綿森淑子：小児失語の長期的予後. リハビリテーション医学, **18**：347-356, 1981

63) 高倉祐樹・大槻美佳・中川賀嗣：失構音/発語失行―失構音の下位分類の精錬にむけて. 神心理, **34**（1）：38-44, 2018

64) 高倉祐樹・大槻美佳：発語失行/失構音の多様性とその診かた. 言語聴覚研, **20**（2）：74-84, 2023

65) 大槻美佳：進行性非流暢性失語：今日の視点から. 神心理, **37**（3）：171-180, 2021

66) 山下公一・松平登志正：語音聴力検査. *Audiol Jpn*, **51**（3）：167-176, 2008

67) 神崎　仁・小田　恂：2. 語音聴覚検査法. *Audiol Jpn*, **46**（6）：621-637, 2003

68) 難病情報センター：ランドウ・クレフナー症候群（指定難病155）https://www.nanbyou.or.jp/entry/4412（2023年9月22日閲覧）

69) 河村　満：非古典型純粋失読. 失語症研, **8**（3）：185-193, 1988

70) 櫻井靖久：非失語性失読および失書の局在診断. 臨神経, **51**（8）：567-575, 2011

71) 櫻井靖久：読み書き障害. 高次脳機能研, **42**（2）：197-201, 2022

72) 平山和美・遠藤佳子：純粋失読. 平山和美編著：高次脳機能障害の理解と診察, 中外医学社, pp.47-50, 2017

73) 長谷川啓子・河村　満：頭頂葉性純粋失書の書字障害の分析―2症例での検討. 聴能言語研, **6**（1）：, 28-34, 1989

74) 河村　満・平山惠造・長谷川啓子ほか：頭頂葉性純粋失書―病変と症候の検討. 失語症研, **4**（2）：656-663, 1984

75) 櫻井靖久：読字書字障害. 武田克彦・村井俊哉編：高次脳機能障害の考えかたと画像診断, 中外医学社, pp.131-144, 2016

76) 関　理恵・石合純夫・小山康正ほか：中・下前頭回後部病巣による失語と仮名錯書. 神心理, **16**（2）：127-134, 2000

77) 櫻井靖久：読み書き障害の基礎と臨床. 高次脳機能研, **30**（1）：25-32, 2010

78) 大槻美佳：臨床症候にみる脳の変化：失書から失タイプ（dystypia）へ. 神心理, **37**（4）, 262-271, 2021

79) 山鳥　重：失読失書と角回病変. 失語症研, **2**（1）：236-242, 1982

80) 谷　哲夫：左側頭葉後下部梗塞後, 漢字の失読失書を呈した1例. 高次脳機能研, **24**（4）：343-352, 2004

81) 高橋真知子・竹内愛子・河内十郎：漢字に選択的障害を呈した失読失書の1例. 聴能言語研, **3**（1）：10-19, 1986

82) 河村　満：純粋失読・純粋失書・失読失書の病態. 神心理, **6**（1）：16-24, 1990

〔参考文献〕

・前田眞治：標準理学療法学・作業療法学・言語聴覚障害学　別巻　脳画像, 医学書院, 2017

・市川博雄：症状・経過観察に役立つ　脳卒中の画像のみかた, 医学書院, 2014

・永井知代子：15章で学ぶ　ビジュアル臨床神経学, 医歯薬出版, 2021

・川平和美：第2章　中枢神経系の解剖と機能. 川平和美編：標準理学療法学・作業療法学専門基礎分野　神経内科学　第5版, 医学書院, pp.14-31, 2019

・田川皓一：脳出血と高次脳機能障害, 新興医学出版社, 2019

・平山惠造・田川皓一編：脳血管障害と神経心理学　第2版, 医学書院, 2013

・水野美邦編：神経内科ハンドブック—鑑別診断と治療　第5版, 医学書院, 2016

・田川皓一・池田　学編：神経心理学への誘い—高次脳機能障害の評価, 西村書店, 2020

・石合純夫：高次脳機能障害学　第3版, 医歯薬出版, 2022

・田川皓一：失語症の画像診断. 高次脳機能研, **27**（1）：1-10, 2007

・田川皓一：画像からみた脳梗塞と神経心理学, 医学書院, 2015

・大槻美佳：読字と書字の障害　4　純粋失読. 平山惠造・田川皓一編：脳血管障害と神経心理学　第2版, 医学書院, pp.202-213, 2013

・八島祐子・高橋志雄・熊代　永ほか：Landau-Kleffner症候群（〝てんかん・失語〟症候群）. 音声言語医, **30**（2）：205-211, 1989

【第2章　まとめ】
- ●失語症に関連する脳の領域はどこか。
- ●失語症を古典分類する場合，どのような尺度が用いられるか。
- ●失語症の発話の障害にはどのようなものがあるか。
- ●音読や読解で，漢字や平仮名の違いによってどのような症状がみられるか。
- ●脳の内側面の障害で生じる失語症の症状はどのようなものがあるか。
- ●失語症の近縁症状として純粋型はどのようなものか。

第3章
失語症の臨床

【本章で学ぶべきポイント】
- 失語症リハビリテーションの目的と流れ
- 失語症の評価とその内容
- 失語症訓練での個別訓練と集団訓練の特徴
- 失語症機能訓練の種類と考え方
- 失語症のADL訓練の特徴とその内容
- 失語症の予後と改善にかかわる要因

I 失語症のリハビリテーションの流れ

1 失語症のリハビリテーションの目的

中枢神経系の障害
言語野，またその周辺の損傷，変性など。

　失語症のリハビリテーションの主たる目的は，失語症者のコミュニケーションの改善である。失語症者は中枢神経系の障害によって言語機能が低下している状態にある。これによって他者とコミュニケーションを図る場面での「聴く」「話す」「読む」「書く」の能力が低下している。理解面では音声言語や文字言語の理解が困難となり，また，表出面では自身の要求や訴えを音声語や文字言語によって表すことが困難となる（図3-1）。

　これらの影響によって失語症者は周囲の人とのコミュニケーションに支障が生じている。そのコミュニケーションを円滑に行うように評価，支援

（訓練）していくことが失語症リハビリテーションの目的となる（図3-2）。

　リハビリテーションはチームアプローチで行われる。この目的を達成させるためには，医師や各医療スタッフの連携はもちろん，家族や地域住民，職場など社会全体で関係をもつことが大切である。どの職種においても失語症患者とのコミュニケーションは欠かすことができない。そこで，言語聴覚士（ST）は失語症者への言語・コミュニケーション訓練の立案や実施以外にも各チームスタッフへの情報提供や経過の報告，家族指導なども行っていく必要がある。

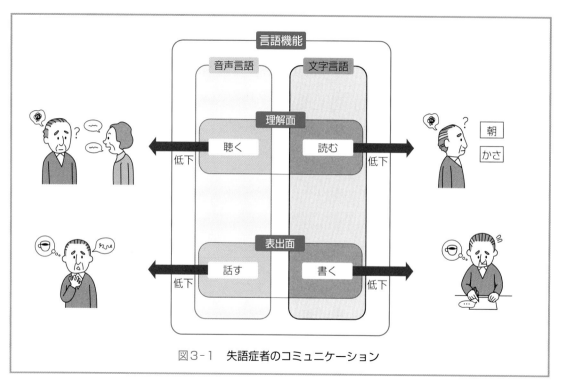

図3-1　失語症者のコミュニケーション

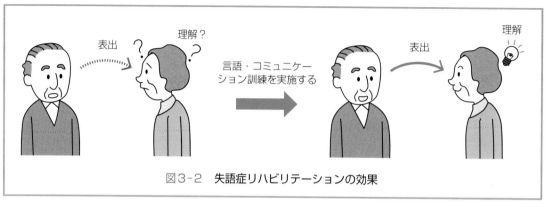

図3-2　失語症リハビリテーションの効果

　失語症者に言語・コミュニケーション訓練を立案・実施する前の段階で対象の状態や機能，環境などを明確にし，整理する方法を考えていく上でWHO（世界保健機関）による国際生活機能分類（ICF）が役立つ（図3-3）。

　ICFでは生活機能の心身機能・身体構造（生物レベル，生命レベル），活動（個人レベル，生活レベル），参加（社会レベル，人生レベル）の3階層があり，相互に影響している。また生活機能には健康状態，背景因子（個人因子，環境因子）が影響を及ぼしている。これらの階層や因子をもとにコミュニケーションにおける問題点を整理して対応していくことが求められる。

　また，失語症の発症からの時期によっても訓練の目的は異なる。それぞれの期の分け方については様々な考え方があるが，発症から間もない急性期，全身状態が安定してきた回復期，医療機関から自宅，施設などで生活する生活期（維持期，もしくは慢性期）がある（図3-4）。

　それぞれの時期に対して行う言語聴覚士の役割も異なっている。ただ，その時期だけをみて失語症者に対するアプローチを考えるのではなく失語

心身機能・身体構造（生物レベル，生命レベル）
生命の維持に直接関係する身体・精神の機能や構造で，これは心身機能と身体構造とを合わせたものである。心身機能とは，例えば手足の動き，精神の働き，視覚・聴覚，内臓の働きなど。身体構造とは，手足の一部，心臓の一部（弁など）などの身体の部分のこと。

活動（個人レベル，生活レベル）
生活行為，すなわち生活上の目的をもち，一連の動作からなる具体的な行為のこと。これはあらゆる生活行為を含むものであり，実用歩行やその他のADL（日常生活動作）だけでなく，調理・掃除などの家事行為・職業上の行為・余暇活動（趣味やスポーツなど）に必要な行為・趣味・社会生活上必要な行為がすべて入る。
またICFでは「活動」を「できる活動」（能力）と「している活動」（実行状況）との2つの面に分けてとらえる。
能力（できる活動）：訓練や評価などの場面で発揮することができる活動の状況である。これは"本人ががんばればできる"という状態だけでなく，専門家から安全で実用性の高いやり方の指導や，福祉用具の使用法などの支援を受けた場合も含まれる。
実行状況（している活動）：毎日の実生活の中で実行している状況である。これは自宅生活だけでなく，入院・入所中であれば病棟・居室棟での生活の状況である。うながし，見守り，介助などの介護を受けつつ実行している場合も含まれる。

参加（社会レベル，人生レベル）
家庭や社会に関与し，そこで役割を果たすことである。
社会参加だけではなく，主婦として，あるいは親としての家庭内役割であるとか，働くこと，職場での役割，あるいは趣味にしても趣味の会に参加する，スポーツに参加する，地域組織の中で役割を果たす，文化的・政治的・宗教的などの集まりに参加する，などの広い範囲のものが含まれる。

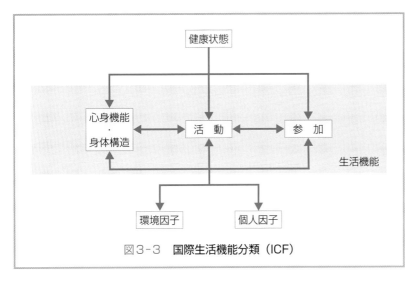

図3-3　国際生活機能分類（ICF）

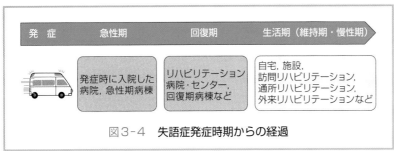

図3-4　失語症発症時期からの経過

WHO：World Health Organization
ICF：International Classification of Functioning, Disability and Health

個人因子
その人固有の特徴をいう。これは非常に多様であり、分類は将来の課題とされて、年齢、性別、民族、生活歴（職業歴、学歴、家族歴など）、価値観、ライフスタイル、コーピング・ストラテジー（困難に対処し解決する方法）、などの例があげられている。この「個人因子」は「個性」というものに非常に近いものであり、医療でも福祉でも、職業、教育、その他でも、患者、利用者、生徒などの個性を尊重しなければいけないということが強調されている現在、重要なものである。

環境因子
物的な環境（建物・道路・交通機関・自然環境など）、人的な環境（家族、友人、仕事上の仲間など）、態度や社会意識としての環境（社会が生活機能の低下のある人をどうみるか、どう扱うか、など）、そして制度的な環境（医療、保健、福祉、介護、教育などのサービス・制度・政策）と、広く環境をとらえる。※「促進因子」と「阻害因子」「環境因子」が「生活機能」に対してプラスの影響をしているときは「促進因子」facilitatorと呼び、マイナスの影響を与えているときは「阻害因子」barrierと呼ぶ。

症者のその後の将来の生活についても考えていく必要がある。

❷ 3つの障害へのアプローチ

　失語症におけるコミュニケーションの問題をICFに照らした以下の3つの点から述べ、そのアプローチの基本を解説する。

1）機能障害 impairments へのアプローチ

　機能障害は「心身機能・身体構造」の低下、問題が生じた状態である。失語症の場合では、言語機能の低下に対して、検査・評価・訓練を行う。言語機能の低下の症状としては、相手が話していることばが理解できない（聴覚的理解の低下）や頭でイメージしている物の名前が出てこない（喚語困難）などがある。

　言語検査を行うことで言語機能のどの側面にどのような問題が生じているのか、またどの程度機能が保たれているのかを評価する。その後、言語機能の改善のための訓練を立案して実施する。言語機能の評価と併せて、意識障害や失語症以外の高次脳機能障害など合併している障害の有無、症状についても検査・評価・訓練を行う。

2）能力障害 activity limitations へのアプローチ

　能力障害は「活動」に問題が生じた状態である。失語症の場合では複雑なコミュニケーション能力の低下（例：電話でのやり取りができない、情報量が多い会話が苦手であるなど）や「Yes-No」でのやり取りの低下などがあげられる。そのようなコミュニケーション能力について評価し、能力の向上、維持を目的として訓練を行う。

　コミュニケーションは、一方だけで成立するものではなくコミュニケーション相手のかかわり方によっても影響される。このことから、失語症者とかかわる人に対してコミュニケーション上の説明や指導を実施することも大切である。

3）社会的不利 participation restriction へのアプローチ

　社会的不利は「参加」に問題が生じた状態である。失語症の場合では、職業・学業復帰が困難となることや、サークル、趣味活動への参加が消極的になることなどがあげられる。これによって失語症者のQOL（生活の質）の低下を招くことが考えられる。このような点を踏まえつつ、失語症者のコミュニケーション状況からどのような問題や困難が生じるかを予想・検

QOL：quality of life

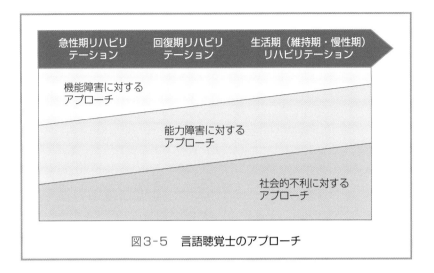

図3-5　言語聴覚士のアプローチ

討し各関係者へ説明や指導を行っていくことで，参加にかかわる問題を可能な限り最小にすることも大切である。

4）失語症の時期に合わせたアプローチ

　これら「機能障害」「能力障害」「社会的不利」に対する失語症者への言語聴覚士のアプローチの割合は，発症からの時期によってそれぞれ変化していく。発症から間もない急性期であれば機能障害に対するアプローチ，発症からの経過が長い生活期（維持期・慢性期）であれば社会的不利に対するアプローチをより中心に行うことになる。なお，能力障害については急性期〜回復期〜生活期（維持期・慢性期）のどの時期についてもアプローチをしていくこととなる（図3-5）。

5）心理面への配慮

　各期の言語機能・コミュニケーション能力へのアプローチと併せて失語症者とその周囲の人々に対しては心理面にも配慮する必要がある。失語症によって，突然今まで行えていたことができなくなる喪失感は大きく，また周囲の人々も当事者とコミュニケーションがとれなくなることの戸惑いは大きい。このことから，心理面についてのアプローチは，当事者，周囲の人々の様子や情報の共有を行いながらチーム全体として取り組んでいく必要がある。

Ⅱ　失語症の評価

評価・治療の流れを図3-6に示す。

通常，失語症の評価を行うためにはまず，医師・歯科医師が失語症者・家族と面談する。その中で，言語機能に問題があると判断した際に主治医が言語聴覚士のもとへ言語障害の評価・治療に関する指示・指導の処方箋を送る。この処方箋を受けて患者の言語機能の評価・診断を実施する。言語聴覚士の失語症評価の目的は，失語症者の言語機能の状態を正しく評価・分析し，その人に合わせた言語・コミュニケーション訓練を立案し実施することである。失語症者の状態によっては言語機能以外の高次脳機能や構音機能，摂食嚥下機能の状態も併せて評価・訓練・指導を実施する。

言語聴覚士が失語症者の言語機能を評価しているとき，リハビリテーションチームの各メンバーも同様に専門の領域で失語症者の評価を行っている。失語症者の（初回）評価終了後にチームとして失語症者の全体像を

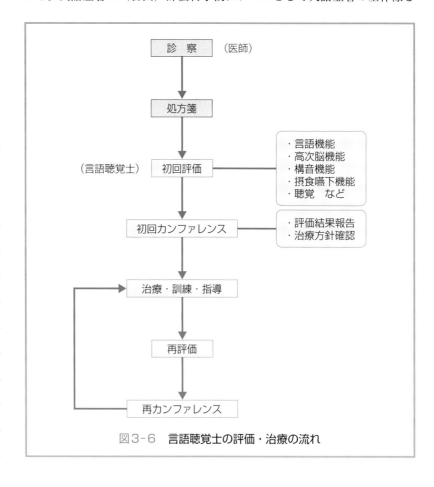

図3-6　言語聴覚士の評価・治療の流れ

把握して共有するカンファレンスが開かれる。そこで，チームとしての治療方針を決定し職種ごとに今後どのような訓練・指導を実施していくのかを検討し，決定する。カンファレンス後，職種ごとに訓練・指導を行う。その後，定期的に失語症者の再評価やカンファレンスを実施し，継続的に各職種の情報を共有する。その中で前回（初回）との機能の改善点や目標，治療の方針を再検討する。転院先でのリハビリテーションが適切と判断された場合や失語症者・家族が望む状況まで改善がみられた場合などで終了となる。終了時にはリハビリテーションチームの他のスタッフとも情報を共有する。また，失語症者・家族に説明を行い今後の指導を行う。そして退院先や退院・転院日程などを決定する。

　言語聴覚士が失語症者に評価・言語訓練を開始する前にインフォームド・コンセントを行う必要がある。医師や関連職種との情報を共有すると同時に，失語症者本人や家族に説明して合意を得てから訓練・指導などを開始することになる。

　言語聴覚士が行った評価や訓練内容はカルテ，ファイルなどに記録・保管しておき個人情報として厳重に管理する。

① 評価の流れ

1）情報収集

　言語聴覚士が適切で安全なリハビリテーションを行う上で，情報収集は重要である。必要となる情報は失語症者の年齢や利き手，教育歴などといった情報や医学的診断やCT，MRIなどの画像情報などを確認する必要がある。また，情報収集する方法もカルテを確認する方法や失語症者に面接，検査する方法，家族，関連職種から聴き取りを行うなどがある。

　情報収集で得た情報は，重要な個人情報のため守秘義務や管理・保管には十分に注意する。

　以下，各項目で得る情報について明記する。

（1）カルテ診療録

　カルテからは一般的な情報や医学的な所見，情報を得る。失語症者の氏名や年齢，性別などの失語症者の個人的な情報を得ることができる。また，医学的な情報としては入院時診断名，現病歴，既往歴，合併症といった情報から日々の健康状態（血圧，体温など）や病棟での様子などを収集することができる（表3-1）。

（2）検査所見

　検査では，失語症者が受けた検査の所見を得る（表3-1）。身体の麻痺

インフォームド・コンセント
患者が治療方針などについて，十分な説明を受けて理解した上で，自らの自由意思に基づいて合意すること。

CT
MRI
第1章第Ⅱ節（p.10）を参照。

CT：computed tomography　　MRI：magnetic resonance imaging

MRA
核磁気共鳴血管撮影法。MRIと
同じく磁気を使用し血管撮影を
行う。

SPECT
単一光子放射コンピュータ断
層。放射性医薬品を用いた各医
学検査である。脳の血流動態の
評価に優れている[1]。

PET
陽電子放射（ポジトロン）断層
撮影。放射性医薬品を用いて，
ポジトロンが消滅するときに体
内から放出されるガンマ線の集
積・分布状況を画像化する核医
学検査である。血流や代謝機能
の評価において非常に有用とな
る[1]。

主　訴
失語症者自身が現在困っている
こと。主訴から得た情報はリハ
ビリテーションの目的を設定す
る上で重要となる。また，主訴
の内容によって失語症者自身の
障害の認識（病識）の程度も知
ることができる。

インテーク面接（初回面接）
患者との最初の面談のこと。こ
の面談で信頼関係の形成や主
訴，今後のリハビリテーション
への情報を得る。

ラポート
患者との親密な信頼関係をいう。

表3-1　カルテ，検査から得られる情報

種　類	内　容
個人情報	氏名，性別，年齢，身長・体重，家族構成（キーパーソン），教育歴，職業，趣味，性格，利き手，出身地・方言　　など
医学的情報	医学的診断名，現病歴，既往歴，合併症，禁忌事項，日々の体温・血圧，服薬情報　　など
検査所見	血液検査，運動（麻痺，筋緊張，不随意運動など），感覚（触覚，温度覚，痛覚など），反射，協調運動，CT，MRI，MRA，SPECT，PET，視力，聴力　　など

の程度や反射，感覚などの神経学的所見や意識レベルや知能レベル，失行や失認，失語症などの高次脳機能障害の有無や重症度などを確認する。また，CT，MRIなどの画像所見では病巣の位置や範囲や陳旧性脳梗塞，脳出血の有無などを確認することができる。これらの情報は出現している症状との確認や今後の予後予測に重要な要素となる。コミュニケーションを行う際，失語症者が外界からの刺激を入力する視覚・聴覚経路の状態の把握のため視力検査，聴力検査の情報も重要となる。

（3）面　接

　面接での大まかな目的は，主訴や現病歴などの聴取や言語機能，コミュニケーション能力の程度を確認することである。また，言語機能以外の高次脳機能障害の有無や種類，重症度などを全般的に把握する。言語聴覚士が失語症者と面接する際は基本的に初対面である。その面接をインテーク面接（初回面接）という。面接時は失語症者との信頼関係（ラポートの形成）を築くように心がけて行う。

　面接時は以下の点に注意して臨むことが望ましい。

・失語症者との信頼関係を築き保つように努める。

・失語症者に対して受容的な態度で傾聴しつつも主観的視点，客観的視点の区別を明確にする。

・事前に得た情報（カルテなど）があれば，それらの情報を理解し全体像を把握しておく。

・失語症者の意思をすべて理解することは難しいということは自覚しておく。

・面接時も失語症者の体調管理（急変，疲労度など）には十分に気をつける。

　次に，聴取することが望ましい項目を，以下にあげる。

　①　主　訴　　失語症者本人が現在，生活していく上で困っていることを聴取する。病状，障害について聴取する際は以下の点に注意して臨むことが望ましい。

・専門用語の使用は控えて，わかりやすいことばを使用する。

MRA：magnetic resonance angiography　　SPECT：single photon emission computed tomography
PET：positron emission tomography

表3-2　言語機能への主訴の例

聴　く	・何を言われているのかわからない ・ことばが聴き取りにくい	など
話　す	・ことばが出てこない ・言いたいこととは別のことばが出てしまう	など
読　む	・何が書いてあるのかわからない ・漢字，仮名文字が何を表しているのかわからない	など
書　く	・漢字，仮名文字が思い出せない ・表したいこととは別の文字を書いてしまう	など
計　算	・数字が理解できない ・加算，減算，乗算，除算が苦手になった	など

評定尺度法
評定法の一種。「良い・やや良い・普通・やや悪い・悪い」などの段階で提示して判断させる。

病　識
自分自身が病的な状態にあることを認識すること。

・失語症者からの表出はそのまま記録する。

・内容を誘導するようなことはせずに，ありのままの状況を失語症者から話してもらう。

・症状の発症時期や重症度，経過については適宜追加で質問し整理していく。

・失語症者の症状をすべて典型例に当てはめて考えないようにする。

・場合によっては評定尺度法を用いて行う。

・病状の確認は繊細な内容であるため，聴取時の態度や姿勢，ことばづかいには十分に配慮する。

・守秘義務を厳守する。

　主訴を聴取することで，現在生じている障害や症状の確認をすることができる。また，失語症者自身が障害についてどのように認識しているのか（病識の有無）も把握できる。これらのことから今後，どのような検査を優先的に実施していくのか，コミュニケーション方法としてどのようなかかわり方が有効かなどを決める要素となる。また，失語症者自身の主訴と家族から得られた情報を比較，集約することで失語症者・家族への説明・指導に役立てることができる。

　失語症の場合，言語機能への主訴としては表3-2のような例がある。

　② 現病歴　　発症時の状況を「いつ」「どこで」「どのように」の観点から聴取する。発症からの経過や症状変化の様子について確認する。また，自身で病前と病後の変化が認識できているのかについて把握することも予後予測に役立つ。

　③ 既往歴　　これまでに生じた病気について聴取する。既往歴で脳血管疾患がある場合には，そのときの経過や症状を確認し，現在生じている症状が以前の発症の影響によるものか否かなどの分析に注意が必要である。また，高血圧，糖尿病，脂質代謝異常（脂質異常症），不整脈，肥満など基礎疾患のリスク管理に必要な項目を確認しておくことも求められる。

エジンバラ利き手テスト
質問形式の検査。手を使う動作
について右手，左手，両手の使
用を回答する。

フランダース利き手テスト
質問形式の検査。エジンバラ利
き手テストの問題点を改良した
テストとなっている。

④　**発達歴・教育歴・職業**　　発達歴に関しては，小児が対象の場合に聴取する。運動機能，知覚・認知機能，探索・操作，社会性・生活習慣，言語・非言語理解，言語・非言語表出などの項目を確認する。また，家庭や教育機関などでのコミュニケーション場面，対人関係の様子の情報も得ておく。

教育歴は，失語症者の知的水準を把握するために必要である。これにより読み書きのレベルを踏まえて，訓練で使用する課題や教材作成に役立てていく。

成人が対象の場合には，職業では職種を聴取し，その業務上どのような人とコミュニケーションを行っていたのかを把握する必要がある。加えて，職業復帰を希望している場合は特に，復帰の可能性を考えつつ，休職期間，職場の受け入れ態勢，企業としての理解，職場環境（勤務時間，業務内容，通勤方法など）など様々な情報を得ておく必要がある。

⑤　**聴力・視力**　　補聴器，眼鏡などの使用の有無や頻度について確認する。可能であれば聴力検査や視力検査を行い，外部情報の入力器官の問題の有無を確認することが望ましい。

⑥　**利き手，その他**　　利き手の把握は失語症者の言語野が左右どちらの大脳半球に局在するかの重要な情報となる。聴取する際は，左右どちらの手で「ペンを持って文字を書くか」「はさみを使用するか」など具体的な場面での質問をすることや，家族の中で左利きの人がいないか，失語症者本人が右利きに矯正させられた経験がないかなどを確認する。検査としては，エジンバラ利き手テスト，フランダース利き手テストなどが利用されている。

その他については，趣味を把握することも望ましい。失語症者本人の趣味をフリートークのきっかけや訓練教材に取り入れることで，信頼関係の構築や訓練に対する意欲の向上につながる可能性が高いからである。

性格については，失語症者本人・家族から聴取し心理面への配慮も行う。

（4）関連職種

①　**医師・歯科医師**　　カルテから情報を得ておくことを前提として，医師・歯科医師から必要に応じて情報を聴取する。まず医学的診断名（脳血管疾患や頭部外傷，脳腫瘍，変性疾患など）を確認する。現在の治療と経過，画像所見を確認しながら病巣の位置や広がりを考慮に入れて予後予測を考えていく必要がある。また，言語療法を行う上での注意，禁忌事項についても確認しておく（心疾患，高血圧，糖尿病，感染症の有無，服薬している薬の副作用など）。

②　**看護師**　　病棟での様子を聴取する。移動や食事，排泄，睡眠状況などの生活全般の様子を確認する。また，病棟内での規則の遵守（危険行

動の有無など）や病棟スタッフや他の患者とのコミュニケーションの状況
や要求がある際の伝達方法（ナースコールの使用の有無）など社会的な行
動についても確認しておく。

さらに，家族や関係者との面会の頻度，様子なども今後の家族指導など
への大切な情報となる。行動面や精神面の様子や変化などにはその都度確
認しておく必要がある。

③　**理学療法士（PT）・作業療法士（OT）**　　運動機能（麻痺の程度，
上肢・体幹・下肢の機能，筋力，感覚，反射など）や基本動作，移動方法，
日常生活動作（ADL）の状況，訓練目標や訓練内容などについて聴取する。
また，理学療法・作業療法時のコミュニケーションや様子，訓練指示理解，
疲労度・耐久性，リハビリテーション実施上の注意点や経過について確認
する。

④　**医療ソーシャルワーカー（MSW）**　　失語症者・家族の経済的な
状況による医療的・社会的な制度の活用方法や地域での社会資源，入院・
退院の調整や住宅状況から環境の整備など様々な情報を聴取する。また，
失語症者の症状によって適応される社会保険の種類，要介護度，本人の希
望に応じた補聴器や意思伝達装置などの補装具の交付状況や利用可能な福
祉サービスの情報なども確認しておく。このような情報は，退院後の家族
指導の際には有益である。

（5）家　族

失語症者本人の病前の生活にかかわる情報や，家族からの主訴または
ニーズについて聴取しておく。また，病前の生活歴や言語活動などを聴取
する必要がある。加えて特に，失語症者が入院中の場合は経済的状況や家
屋状況なども確認しておくことが求められる。さらに，家族の心理面や家
族が失語症者の症状に対してどのように理解しているのかを確認しておく
とその後の家族指導をする上での参考となる。

2）スクリーニング

言語聴覚士がコミュニケーション障害の評価を行う目的は障害の有無や
障害のタイプ，重症度や症状をもたらす原因の分析で，これを言語病理学
診断という。その結果から失語症者の問題点をあげて，訓練内容を立案・
実施する。そして，失語症者本人や家族に対する指導や支援も行いながら
短期目標・長期目標をそれぞれ設定し，治療方針を決定し，予後予測を行
いながら改善を図るプログラムを検討する。

スクリーニングでは，障害の有無，障害の重症度，保たれている機能な
どを大まかに把握し，その後に実施する検査・評価項目を選択しやすくし，
また実施する優先順位をつけやすくすることが目的となる。それにより，

生活歴
生活様式や在宅復帰する際の情報，余暇の過ごし方や趣味などについて確認しておくと訓練内容の参考になる。

言語活動
1日にどのような人とまた何人程度とコミュニケーションをするか，さらに，交友関係の把握や，本人は無口か話し好きか，読み書きの習慣はどの程度だったかなどを確認することが訓練内容への参考になる。出生地や方言の使用の頻度も確認しておくと言語機能障害の評価の材料にもなる。

言語病理学診断
言語聴覚療法において最善の訓練・指導・支援を提供するため，機能・活動・参加における問題とその特性，原因と発現メカニズムおよび関連要因を明らかにする行為[2]。

失語症者の検査や評価に対する負担を小さくすることが可能となる。負担を小さくすることはラポートの形成にもつながる。

　スクリーニングは主に急性期に実施することが多い。この時期は，失語症者の耐久性が低く，全身状態も安定していないためベッドサイドで短い時間（20〜30分程度）で実施することが多い。失語症者の状態によってはスクリーニング検査で実施する項目をすべて行うことができず途中で中止・中断することもあり得る。

　スクリーニング検査は，言語聴覚士がそれぞれ独自のスクリーニング検査を使用している場合が多いため，質問内容や項目数，採点方法など一定の基準は決められていない。重要なことは，検査の得点や項目の正答・誤答だけで判断するのではなく，検査中の失語症者の反応を注意深く観察，評価，推測することで大まかな障害像をつかむことである。つまり，失語症者の反応に応じて質問内容や項目を取捨選択することが重要である。そのためにも各領域（失語症，高次脳機能障害，摂食嚥下障害，構音障害など）の知識をもつことはもちろんではあるが，それぞれの領域の障害がどのように作用しているのか，相互の関係性も含めて考えることができるようになるとよりよいスクリーニング検査を失語症者へ提供することができる（図3-7）。

　スクリーニング検査実施後は，標準化された総合（的）検査を行い，場合によっては掘り下げ検査（deep test）を実施して失語症者の障害メカニズムを分析，評価していく（図3-8）。

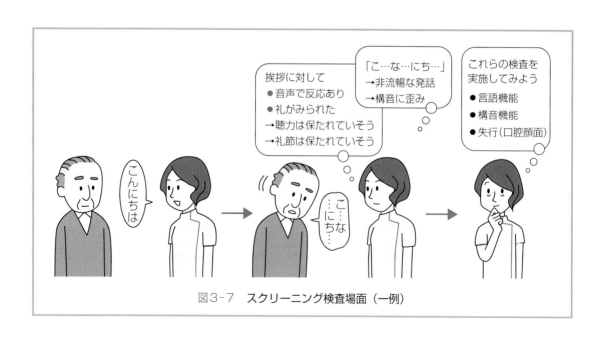

図3-7　スクリーニング検査場面（一例）

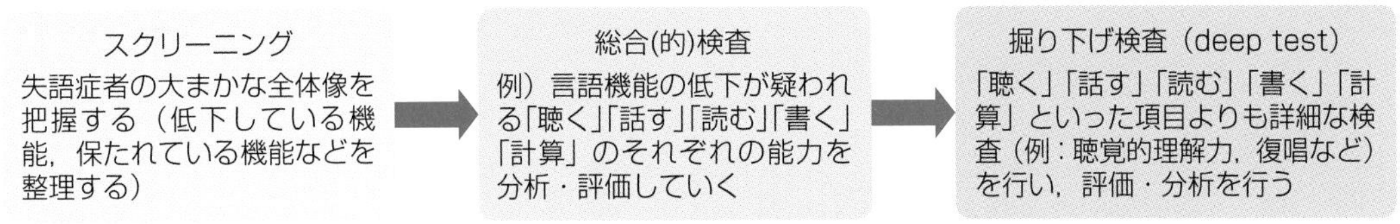

スクリーニング
失語症者の大まかな全体像を把握する（低下している機能，保たれている機能などを整理する）
総合(的)検査
例）言語機能の低下が疑われる「聴く」「話す」「読む」「書く」「計算」のそれぞれの能力を分析・評価していく
掘り下げ検査（deep test）
「聴く」「話す」「読む」「書く」「計算」といった項目よりも詳細な検査（例：聴覚的理解力，復唱など）を行い，評価・分析を行う

図3-8　言語聴覚士の評価，治療の流れ

3）総合（的）検査

スクリーニング検査により，障害のタイプを特定した後行うのが総合（的）検査である。総合（的）検査では検査手順や教示方法などが明確に決まっており，結果の分析も行いやすくなっている。また，失語症で考えた場合，検査結果から失語症のタイプ分類，重症度を鑑別すること，訓練効果や改善の程度を把握すること，訓練立案の手がかりを得ることなどが可能となる。

言語機能（聴く，話す，読む，書く，計算など）を評価する総合（的）検査として医療機関で広く採用されているものは，標準失語症検査（SLTA），WAB失語症検査日本語版が代表的である。

以下，それぞれの検査の特徴について記載する。

（1）標準失語症検査（SLTA）

「聴く」「話す」「読む」「書く」「計算」の５つの検査領域と各検査領域に下位検査があり下位検査26項目で構成されている。採点方法は主に６段階評価にて行う。下位検査によってそれぞれヒントを設定している。例としては「教示を再提示する」「語頭音を提示する」「漢字の偏，旁を提示する」などがある。

「聴く」の領域では聴覚的理解力を評価する。「単語の理解」「短文の理解」「口頭命令に従う」「仮名の理解」の４つの下位検査で構成されている。単語～短文～口頭命令とそれぞれ難易度が設定されているので，失語症者の聴覚的理解力がどの程度であるかが評価できる。また「話す」では発話能力を評価する。その領域では，「呼称」「動作説明」「復唱」「音読」「まんがの説明」「語列挙」の項目がそれぞれ単語～短文レベルという難易度や入力される文字の種類によって評価できるように構成されている。次に「読む」の領域では視覚的理解力を評価する。「聴く」の検査領域と同様に単語～短文～書字命令と難易度によって分けられており，「単語の理解」では漢字と仮名文字の理解力を比較することができる。加えて「書く」では書字能力を評価する。漢字，仮名文字での単語の書称から「まんがの説明」，漢字，仮名文字での単語，短文の書き取りが項目として設定してある。「計

SLTA：Standard Language Test of Aphasia　WAB：The Western Aphasia Battery

表3-3　標準失語症検査SLTA　検査項目

Ⅰ. 聴 く	1. 単語の理解		Ⅲ. 読 む	15. 漢字単語の理解
	2. 短文の理解			16. 仮名単語の理解
	3. 口頭命令に従う			17. 短文の理解
	4. 仮名の理解			18. 書字命令に従う
Ⅱ. 話 す	5. 呼称		Ⅳ. 書 く	19. 漢字単語の書字
	6. 単語の復唱			20. 仮名単語の書字
	7. 動作説明			21. まんがの説明
	8. まんがの説明			22. 仮名1文字の書取
	9. 文の復唱			23. 漢字単語の書取
	10. 語の列挙			24. 仮名単語の書取
	11. 漢字単語の音読			25. 短文の書取
	12. 仮名1文字の音読		Ⅴ. 計 算	26. 計算
	13. 仮名単語の音読			
	14. 短文の音読			

算」では加減乗除算の筆算の問題が各5問ずつ設定されている。

　下位検査によっては中止基準が設定されており基準を満たす場合はその下位検査を中止してもよい。検査終了後は，領域ごとに正答数や誤答数を確認することや領域間での成績の差，反応の様子などを評価・分析する。その際，プロフィール（A），（B），（C），言語症状のまとめ表などを用いることで失語症者の症状や重症度，失語症のタイプ分類などの評価・分析に役立てることができる（表3-3）。

（2）WAB失語症検査日本語版

　「Ⅰ. 自発話」「Ⅱ. 話し言葉の理解」「Ⅲ. 復唱」「Ⅳ. 呼称」「Ⅴ. 読み」「Ⅵ. 書字」「Ⅶ. 行為」「Ⅷ. 構成行為・視空間行為・計算」の各項目で構成されている。項目ごとに下位検査がそれぞれ設定されている（表3-4）。言語機能以外にも行為や構成，視空間認知，知的機能（非言語性知能）を評価する項目がある。正答に応じて得点があり，問題によっては部分得点も設けられている。各項目の成績が数字によって表される。これにより失語指数（AQ），大脳皮質指数（CQ）が算出される。AQは言語機能を評価する項目から得られた値であり，CQは非言語性の項目の得点も加えた値になっている。下位検査の「Ⅰ. 自発話」の「流暢性」「Ⅱ. 話し言葉の理解」「Ⅲ. 復唱」「Ⅳ. 呼称」の得点から失語症タイプ「全失語」「ブローカ失語」「ウェルニッケ失語」「健忘失語」の分類ができるという点が特徴としてあげられる。

（3）失語症鑑別診断検査（D.D.2000）

　「聞く過程」「読む過程」「話す過程」「書く過程」「数と計算」の5つの項目に各下位検査で構成されている。検査結果から失語症の有無，タイプ

　AQ：aphasia quotient　　CQ：cortical quotient

表3-4　WAB失語症検査　検査項目

Ⅰ．自発話	A．情報の内容
	B．流暢性
Ⅱ．話し言葉の理解	A．"はい""いいえ"で答える問題
	B．単語の聴覚的理解
	C．継時的命令
Ⅲ．復　唱	
Ⅳ．呼　称	A．物品の呼称
	B．語想起
	C．文章完成
	D．会話での応答
Ⅴ．読　み	A．文章の理解
	B．文字による命令文
	C．漢字単語と物品の対応 　　仮名単語と物品の対応
	D．漢字単語と絵の対応 　　仮名単語と絵の対応
	E．絵と漢字単語の対応 　　絵と仮名単語の対応
	F．話し言葉の単語と仮名単語の対応 　　話し言葉の単語と漢字単語の対応
	G．文字の弁別
	H．漢字の構造を聴いて語を認知する
	Ⅰ．漢字の構造を言う
Ⅵ．書　字	A．指示に従って書く
	B．書字による表現
	C．書き取り
	D．漢字単語の書き取り 　　仮名単語の書き取り
	E．五十音 　　数
	F．文字を聞いて書く 　　数を聞いて書く
	G．写字
Ⅶ．行　為	
Ⅷ．構成行為・視空間 　　行為・計算	A．描画
	B．積木問題
	C．計算
	D．レーヴン色彩マトリシス検査

分類，重症度の判定を行うための情報を得ることができる。また，予後の予測やリハビリテーション立案の手がかりをつかむことが可能である。

4）掘り下げ検査―失語症の鑑別

　総合（的）検査で失語症のタイプ分類や重症度を評価・分析した後に，

より詳細な評価・分析を行う際に掘り下げ検査 deep testを実施する。この検査を行うことで，失語症者の言語症状が出現している機序が詳細に解析され，問題点が明確になる。その後，訓練立案を行うときにはポイントを絞り，効果的な訓練を立案・実施することが可能となる。

以下，各検査について特徴を簡単に説明する。

（1）（新日本版）トークンテスト

トークンテストは，デ・レンツィ De Renziとヴィニョーロ Vignolo（1962）によって開発された検査である。本検査は各国で翻訳され広く使用されている。検査内容は，失語症者の聴覚的理解力を評価・分析するものである。特に軽度の聴覚的理解障害を検出するのに適している。検査では2種類の形（丸，正方形），2種類の大きさ（大，小），5種類の色（白，黒，赤，青，黄）を組み合わせた20枚のトークンを使用する（または，図版を使用）。検査者は被験者に音声（聴覚刺激）にてトークンを操作する内容を提示する。検査項目はパートA〜Fで構成されており，パートが進むにつれ提示する刺激が長くなり，文章の複雑性も増していく（表3-5）。

表3-5　トークンテスト　パートA〜Fの検査項目抜粋

パートA	「ここにある図形の形を言いますから指さしてください」 ※丸と四角を提示。（計　2枚のトークン） Q.「丸は？」
パートB	「図形を指さしてください」 ※丸い図形5つ（赤，青，黄，白，黒），四角い図形5つ（赤，青，黄，白，黒）を提示。（計　10枚のトークン） Q.「黄色の四角は？」
パートC	「図形を指さしてください」 ※大きい丸い図形5つ（赤，青，黄，白，黒），大きい四角い図形5つ（赤，青，黄，白，黒），小さい丸い図形5つ（赤，青，黄，白，黒），小さい四角い図形5つ（赤，青，黄，白，黒），を提示。（計　20枚のトークン） Q.「小さな白の丸は？」
パートD	「2つずつ図形を言いますから指さしてください」 ※丸い図形5つ（赤，青，黄，白，黒），四角い図形5つ（赤，青，黄，白，黒）を提示。（計　10枚のトークン） Q.「赤の丸と黒の四角」
パートE	「2つずつ図形を言いますから指さしてください」 ※大きい丸い図形5つ（赤，青，黄，白，黒），大きい四角い図形5つ（赤，青，黄，白，黒），小さい丸い図形5つ（赤，青，黄，白，黒），小さい四角い図形5つ（赤，青，黄，白，黒），を提示。（計　20枚のトークン） Q.「大きな白の丸と小さな黒の四角」
パートF	「言うとおりにしてください」 ※丸い図形5つ（赤，青，黄，白，黒），四角い図形5つ（赤，青，黄，白，黒）の実物を提示。（計　10枚のトークン） Q.「黒の四角の上に赤の丸を置いてください」

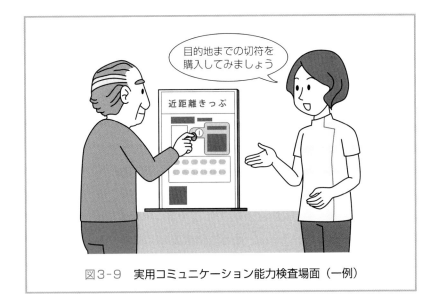

図3-9　実用コミュニケーション能力検査場面（一例）

聴覚的理解力だけでなく，聴覚的把持力や色名，形の名称，位置関係，関係節の理解力も分析することができる。

（2）実用コミュニケーション能力検査（CADL）

　言語機能だけでなく，非言語機能も含めてコミュニケーション能力（能力障害）を評価する検査である。検査では，日常生活での挨拶や自分についての情報を伝えることから，病院，デパート，駅などコミュニケーションが必要な場面をロールプレイしながら行う（図3-9）。検査実施後，コミュニケーションレベルを5段階（1：全面援助～5：自立）で評価する。検査中の聞き返しや代償反応，自己修正，回避などの回数や様子からコミュニケーション・ストラテジーの情報も得ることが可能となる。検査項目は表3-6に示す。

（3）SALA失語症検査（SALA）

　認知神経心理学的理論を背景とする検査である。検査項目は，聴覚的理解，視覚的理解，産生，復唱，音読，書取で構成されている。各項目に下位検査が設定され，語彙の親密度や心像性，音節数などが統制されており，語彙レベル，文レベルの評価・分析が可能となる。

（4）失語症語彙検査（TLPA）

　認知神経心理学的理論を背景とする検査である。検査項目は，語彙判断検査，名詞・動詞検査，類義語判断検査，意味カテゴリー別名詞検査で構成されている。出題される語彙は，親密度，心像性などが統制されている。

（5）標準失語症検査補助テスト（SLTA-ST）

　標準失語症検査（SLTA）の下位検査項目だけではカバーできない軽度の失語症の症状把握や掘り下げ検査として作成された[3]。

CADL：communicative abilities in daily living　　SALA：Sophia Analysis of Language in Aphasia
TLPA：Test of Lexical Processing in Aphasia
SLTA-ST：Supplementary Tests for Standard Language Test of Aphasia

113

表3-6　実用コミュニケーション能力検査の項目，流れ

	項目No.	下位検査
導入部	1	適切な挨拶をする
	2-1	自分についての情報を伝える（氏名を言う）
	2-2	自分についての情報を伝える（はい-いいえをはっきり示す）
	2-3	自分についての情報を伝える（住所を言う）
	2-4	自分についての情報を伝える（年齢を言う）
	3	早口の質問に対して聞き返しをする
	4	症状を言う
病　院	5-1	受診申込用紙に記入する（氏名・住所・年齢などの記入）
	5-2	受診申込用紙に記入する（症状の記入）
	5-3	受診申込用紙に記入する（受付番号の模写）
	6-1	病院内のサインを読む（新患-再来）
	6-2	病院内のサインを読む（薬局）
	7	薬を指定量だけ飲む
外　出	8	自動券売機で切符を買う
	9	エレベーターの階を言う
	10-1	買い物をする（品物の選択）
	10-2	買い物をする（値段の判断）
	10-3	買い物をする（おつりの計算）
	11	メニューをみて注文する
	12-1	人に道を尋ねる（交番で道を尋ねる）
	12-2	人に道を尋ねる（道順の理解）
	13	指示を理解する
電　話	14-1	出前の注文をする（ダイヤルを回す）
	14-2	出前の注文をする（注文をする）
	15	電話番号を調べる
	16-1	電話を受けメモをとる（電話を受ける）
	16-2	電話を受けメモをとる（メモをとる）
時　計 テレビ 新　聞 ラジオ 他	17	聞いた時刻に時計を合わせる
	18	時刻を告げる
	19-1	テレビの番組欄を読む（番組の選択）
	19-2	テレビの番組欄を読む（チャンネルの同定）
	20	新聞を読む
	21	ラジオの天気予報を聞く
	22	量の概念がわかる
終了部		終了の挨拶

　検査項目は以下の6項目から構成されている。

　① **発声発語器官および構音の検査**　　呼吸や発声の状態，発語器官である顔面，下顎，口唇，舌などの形態や運動能力を評価する。また，食事動作，口腔顔面の随意運動やpatakaの交互運動，構音検査（単音節，単語，短文，長文）の検査項目もある。失語症に合併しやすい運動障害性構音障

害や嚥下障害，発語失行などの有無や重症度の程度などを把握する。

② **Yes-No応答**　SLTAにも理解面を評価する項目はあるが，該当する絵を単語1/6，短文1/4を選択する形式であった。本項目では質問に対する「Yes-No」の反応も音声言語に限定せずに「○」「×」のポインティングや頷き，首振り，ジェスチャーなどのコミュニケーション手段の使用が可能かどうかも把握する。

③ **金額および時間の計算**　日常場面で行うような金額や時間の計算が項目として設定されており，加減乗除算を複数使用して正答を導き出す問題もある。ヒントとして紙やペンを渡すことや筆算を促すことができる。

④ **まんがの説明**　SLTAでは「まんがの説明」は1題のみであったが，本検査では4題設定されている。SLTAの「まんがの説明」よりも難易度は高くなっている。言語能力だけでなく話の内容の論理や推論，談話といった能力もかかわるため，コマのつながりも理解していないと説明が不十分となる問題もある。

⑤ **長文の理解**　「物語文」3題，「ニュース文」1題で形成されている。「物語文」では問題文を聴いた後に10題の質問をして「はい」「いいえ」で回答する。「ニュース文」では内容について回答させるため難易度が高い。

⑥ **呼　称**　SLTAでは「呼称」は20題であったが本検査では80題（高頻度語55題，低頻度語25題）に設定されている。問題数が多くなることで言語症状の分析や出題語彙の頻度によっても評価・分析が可能となる。

（6）失語症構文検査（STA）

構文の理解（聴覚的理解，読解），産生の評価・分析を行う検査となっている。理解面では提示された内容の絵を選択する問題となっている。構文の構成からレベル1～4で評価する。それぞれレベル1：語の意味ストラテジー，レベル2：語順ストラテジー，レベル3：助詞ストラテジー（補文なし），レベル4：助詞ストラテジー（補文あり）に設定されている。産生面では，動作絵を見てその内容を説明してもらう。名詞の意味可逆性や意味格の数，文頭の名詞句の意味格，補文の有無，助詞の種類によって文の産生能力を評価・分析する。

（7）標準抽象語理解力検査

失語症状が比較的軽度な場合の意味理解能力を評価する検査となっている。音声，もしくは文字にて抽象語を提示する。その後，復唱，もしくは音読を行った後に刺激に該当する絵を指さしてもらう。適用年齢は小学校2年生～70歳代となっている。誤反応の場合は意味的な誤り，音的誤り，無関連な誤り，無反応で評価・分析することが可能である。

（8）語音弁別検査

音声刺激提示後の音韻の処理段階の能力を評価・分析する。内容は音韻

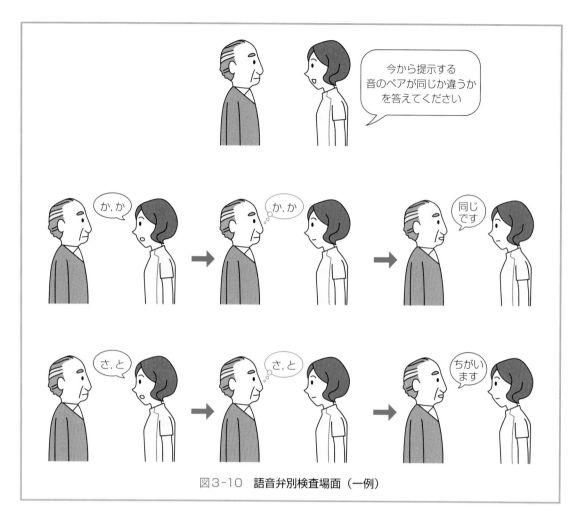

図3-10　語音弁別検査場面（一例）

モーラ
長さを基準とする時間的単位。
日本語の仮名1文字や長音
「ー」，促音「っ」，撥音「ん」
は1モーラとして数えられる。
また拗音「きゃ」「ぴゃ」など
や「ぁ」「ぃ」などは，その前
の仮名と合わせて1モーラと数
えられる。

の同じペア（「か」・「か」など），異なるペア（「さ」・「と」など）を提示
してペアの音韻が同じか違うかを答えてもらう（図3-10）。回答方法は
音声での応答や「○」「×」のポインティングなどでも判定が可能である。

（9）モーラ分解・抽出検査

　言語機能における表出面（話す，書く）での音韻操作・処理段階の能力
を評価・分析する検査である。内容としては提示された単語のモーラ数を
答えることができるか，または，提示された単語の何モーラ目に何の音韻
があるのかを答えてもらう。「/ka/がありますか」検査（図3-11），
「/ka/がどこにありますか」検査が用いられる。口頭表出が困難な場合に
は，おはじきを用いる（図3-12）。

（10）重度失語症検査

　スクリーニング検査，総合（的）検査を実施するも各検査項目で誤答が
認められ，かつ，教示の理解が難しいなど，言語機能の低下が著しい重度
失語症者を対象とした検査となる。検査の目的は，言語機能に限らず非言

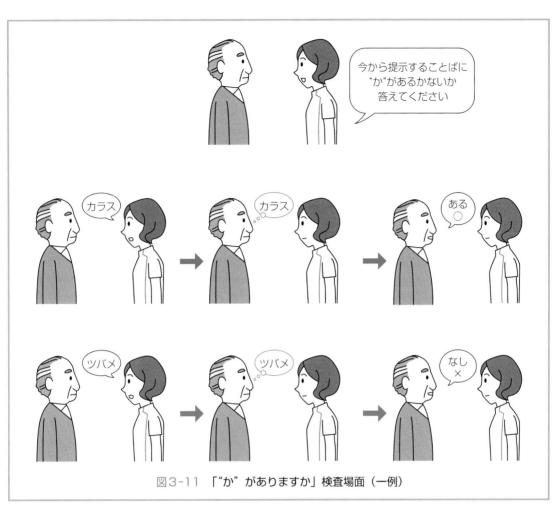

図3-11　「"か"がありますか」検査場面（一例）

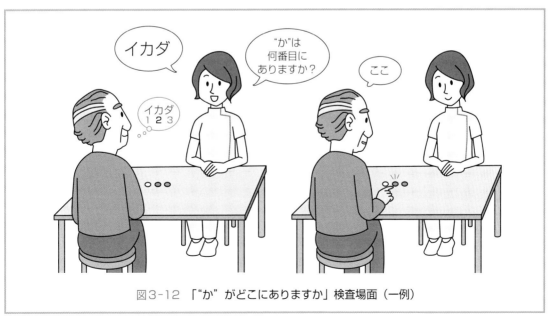

図3-12　「"か"がどこにありますか」検査場面（一例）

語機能も含めたコミュニケーションの残存能力を把握し，リハビリテーションへつなげていくことである。検査は，導入部（挨拶，名前，年齢，住所），PartⅠ：非言語基礎課題，PartⅡ：非言語記号課題，PartⅢ：言語課題で構成されている（表3-7）。言語課題は総合（的）検査に比べて難易度は低くなっている。この検査には，「重度失語症者の行動観察表」「コミュニケーション障害者に関する情報」，さらに「家族への質問紙」も含まれており，重度失語症者の情報の共有やコミュニケーションを成立させるための糸口を探るためにも有益である。

表3-7　重度失語症検査　検査項目

	検査No.	下位検査
導入部	1	挨　拶
	2	名　前
	3	年　齢
	4	住　所

PartⅠ　非言語基礎課題

評価領域	検査No.	下位検査
1．やり取り	1	やり取り行動
	2	受け取り
	3	手渡し
2．指さし	4	空間内事物の指さし（模倣）
	5	指さしの理解
	6	指さしの表出
3．マッチング	7	実物と実物のマッチング
	8	実物と絵のマッチング
4．身体動作	9	口唇・舌の動作模倣
	10	身体動作の模倣

PartⅡ　非言語記号課題

評価領域	検査No.	下位検査
1．物品使用	1	物品の使用
	2	動作絵を見て物品の使用
	3	物品の使う動作の模倣
2．記号の理解	4	ジェスチャーの理解
	5	視覚記号の理解
3．ジェスチャー表出	6	ジェスチャーの表出
	7	動作絵を見てジェスチャーの表出
	8	ジェスチャーの模倣
4．描　画	9	物品の自発描画
	10	物品の模写
	11	物品線画の模写
	12	人物の自発描画
	13	人物線画の模写
5．意味関連の理解	14	状況を与えられての物品選択
	15	状況を想起してのカード選択
	16	カテゴリー分類

Part Ⅲ　言語課題

評価領域	検査No.	下位検査
1．聴覚的理解	1	単語を聞く
	2	動作説明を聞く
2．読みの理解	3	単語を読む（漢字）
	4	単語を読む（仮名）
3．音　読	5	単語の音読（漢字）
	6	単語の音読（仮名）
4．系列語・母音	7	系列語を言う（歌）
	8	系列語を言う（数唱）
	9	母音の復唱
5．発　語	10	挨拶・名前を言う
	11	年齢・住所を言う
	12	単語を言う（呼称）
	13	動作説明をする
6．復　唱	14	単語の復唱
	15	動作説明文の復唱
7．書　字	16	名前・年齢・住所を書く
	17	名前の模写
8．数・時計の理解	18	数詞の認知
	19	お金の認知
	20	時計の理解

Ⅲ　失語症の訓練

　ここでは，失語症の訓練（個別・集団）について，訓練適応，訓練の目的や方法などについての理解を深めていく。

① 失語症の訓練適応

　失語症の訓練は，大別すると個別訓練と集団訓練（グループ訓練）に分けることができる。以下，それぞれの適応について説明する。

1）個別訓練

　失語症の個別訓練は，一般的には言語機能面の向上を目的としている。その訓練には，刺激法，遮断除去法（デブロッキング法），機能再編成法，プログラム学習法（行動変容法），認知神経心理学的アプローチなど様々な手法がある。

　個別訓練は，基本的に失語症によってコミュニケーションに問題を抱えているすべての人が対象となる。ただし，以下のような場合には，個別訓練を実施するか否か検討が必要となる。

プラトー
平坦でなだらかな様子を示す。
変化を示さなくなった状態や時
期のこと。

①全身状態が悪く訓練を受けることが困難な場合

②意識障害を伴う場合

③悪性の脳腫瘍など進行性の疾患がある場合

④失語症者本人の訓練に対する意欲低下が著明で，拒否的態度が強い場合

⑤言語機能面の回復がプラトーとなり家庭復帰（もしくは職場復帰）し，か
　つ，本人からも訓練継続の要望がない場合

出典）笹沼澄子・綿森淑子・福迫陽子ほか：失語症の言語治療，医学書院，pp.99-
　　　100，1988を参考にして作成

　ただし，近年では低下した機能面の向上を目的とするにとどまらず，残された機能を用いて障害された部分を代償する方法を身につけることや心理面への援助など，失語症者のQOLの向上を目指したかかわりも重要視されている。以上のことから，言語聴覚士は失語症者一人ひとりの取り巻く状況を理解し，訓練適応があるのかについて十分に検討していく必要がある。

2）集団訓練（グループ訓練）

　集団訓練は，コミュニケーション能力の維持・向上や心理面・社会面での改善などが目的で実施される。一般的には個別訓練が一定期間進められた後，導入されることが多いが，同時期に併用する形式でも実施される場

♪　集団訓練（グループ訓練）の効果　♪♪

　横張[4]は，失語症の障害のタイプと重症度を同質にしたグループをつくり，言語機能改善を目指した集団訓練を実施した結果，心理生活面の改善や社会性の向上だけでなく，狭義の言語機能の改善を認めたことを報告している。その集団訓練の内容は，中度〜重度グループで談話，絵カード学習，ことばのゲームなど，軽度〜中度グループでは中度〜重度グループが用いる課題内容をレベルアップさせた内容（例：談話ではニュースについての話し合いと近況や病気など決められた話題について報告），最軽度グループでは記事の要約と感想文，近況や悩みの報告などが実施されている。

　中村ら[5]は，失語症集団訓練において心理・社会側面の評価を試みており，結果，特に重度者やグループに参加する年齢に達していない失語症者では自己評価の低下や自己開示への抵抗，障害へのこだわり，頑固さなどの心理・社会問題が顕著であったこと，また，その問題が参加を重ねていくとともに軽減する傾向が認められたことを報告している。

　このように，集団訓練の効果については，現在まで一定の報告がなされている。このことから，言語聴覚士は，失語症者に対して個別訓練だけではなく，積極的に集団訓練の導入を検討していく必要があると考える。

合がある。集団訓練の対象として検討が必要になるのは，上記の①〜⑤と
同様である。

② 失語症の機能訓練

失語症の機能訓練には，シュール Schuellの刺激法をはじめ，遮断除去
法，機能再編成法など様々な理論がある。機能障害へのアプローチは全身
状態が安定し次第，できる限り早期に開始する。ただ，いうまでもなく失
語症者の言語症状は，一人ひとり異なっているため，第3章第Ⅱ節（p.102）
で学んだ失語症の評価法に基づいて，失語症者を適切に評価し，なぜその
ような言語症状が生じているのか，あるいは，どの言語モダリティが残存
しているのかなどを明確にした上で，訓練プログラムを立案し実施してい
く必要がある。

1）シュールの刺激法

> どんな訓練法？
> 　失語症者の言語が再度組織化することを促し，最大の回復を図るための方
> 法として強力に調整された（主に聴覚的な）刺激を用いる訓練法

刺激法は，ウェップマン Wepman[6] によって完成され，その後，シュー
ル[7] によって発展した。シュールは，失語症においては言語が消失・崩
壊したのではなく，言語運用の問題が影響しているととらえている。その
ため，刺激法は，言語を学習・再学習するのではないという考え方が定め
られている。

シュールは，脳内に様々な複雑な事象を起こすことのできるただ1つの方
法は感覚刺激であることを主張し，刺激法は対象者に適切な刺激（主に聴
覚刺激）を与え最大限の反応を引き出し，様々な言語モダリティで顕著な
改善を引き起こすという考え方を示した。また，刺激法では様々な種類の
入力様式を使用することを認めているが，基本的には強力でコントロールさ
れた聴覚刺激を用いることとされている。感覚刺激の繰り返しが脳でのパ
ターンの組織化，貯蔵，回収に重要であること，また，様々な言語モダリティ
における障害は多くが聴覚様式の障害に起因し[8]，聴覚機能が回復すること
がその他の言語能力の回復に必要な前提の条件であると示されている[9]。

刺激法の治療原則について，シュール[7] が大部分を明確に示し，ブルッ
クシャー Brookshire[10] が実用的な原則を追加した。表3-8[11] に，11項
目の具体的原則を示す。

表3-8　刺激法の訓練についての一般原則

	原　則	内　容
1	強力な聴覚刺激を使用する	言語の過程で最も重要であるのも，失語症の主な障害領域であるのも聴覚言語モダリティであるという考え方に基づいている。ただ，聴覚刺激のみを使用しなければならないというのではなく，1つの言語モダリティを強化するために他の言語モダリティを使用することもできる。聴覚と視覚を合わせた刺激を利用することは有効とされている
2	失語症者にとって適切な刺激を使用する	訓練を始める前にそれぞれの失語症者について十分に訓練を計画しておく必要がある
3	感覚刺激を繰り返して使用する	1回の刺激では効果がない聴覚刺激であっても，失語症者が反応する前に反復して与えると有効になる
4	反応を生起させる刺激を使用する	刺激を与えた場合に生じる反応から，言語聴覚士が与えた刺激が適切であるのかの判断が可能となる。そして，適切な反応を示す刺激を選択し使用する
5	強制や矯正を受けない反応を生じさせる	適切な反応が生じなかった場合には，与えた刺激が適切でなかったととらえる。その際，矯正や解説を加えるのではなく，さらに刺激を与える
6	最大限の反応を生起させる	適切な刺激がたくさん与えられると適切な反応が生じる。そして，その反応が多いことが言語のフィードバックや強化が多く繰り返され，それは対象者の自信となり，日常場面への般化につながるとされる
7	反応の正確性についてフィードバックを行う	失語症者自身に成績を示し，進歩していることを示すことは，動機づけと強化を与えることに結びつく
8	体系的で強力な働きかけを行う	対象者のアプローチを行うには，系統立った訓練計画を立てる必要がある。その際，失語症者の要望や全般的な条件，予後についてなど十分に考えて計画する
9	優しくなじみの深い課題から開始する	失語症者を訓練に慣れさせる。成功を経験することでより難しい課題に進むことができる
10	失語症者の障害に関連した刺激を大量に使用する	教える際の道具を多くもつことは，失語症者のフラストレーションを抑える効果をもっている
11	なじみのある材料と手続きから新しい材料と手続きへと発展させる	失語症者が言語の操作に集中することができる。このような場合に起こる言語改善にとってマイナスな効果を抑えることが可能となる

出典）Chapey, R. ed. : Language Intervention Strategies in Adult Aphasia. Williams & Wilkins, 1981.（横山　巌・河内十郎監訳：失語症言語治療の理論と実際，創造出版，pp.115-116，1984）を参考にして作成

表3-9　刺激法の一例

課　題	方　法
聴覚的理解力を強化する課題例	・ポインティング課題（単語レベル聴覚刺激を与えて，複数の絵カードの中からターゲットとなるカードを指さしてもらう，使い方に関する聴覚刺激を与え複数の絵カードの中からターゲットとなるカードを指さしてもらうなど） ・聴覚的な指示命令に従う課題（1つの動詞を含む指示に従う，位置関係の語を含む指示に従うなど） ・質問にYes-Noで答える課題（一般的な知識の質問，聴覚的把持力を要する質問など）　　　　　　　　　　　　　　　など
口頭表出能力と聴覚的理解力を強化する課題例	・復唱課題（単語の復唱，句の復唱など） ・文あるいは句の完成課題（文の空欄部に名詞を入れて完成させる，文の空欄部に動詞を入れて完成させるなど） ・語の連想課題（言語聴覚士が1つ単語を提示し失語症者にはそれに関連した語を多く発話してもらう，提示した語の反対語を発話してもらうなど） ・質問に対して答える課題（あらかじめ対象者に文を提示し読解を促し，その後その内容について質問するなど）　　　など

出典）Chapey, R. ed.：Language Intervention Strategies in Adult Aphasia. Williams & Wilkins, 1981.（横山　巌・河内十郎監訳：失語症言語治療の理論と実際，創造出版，pp.137-140，1984）を参考にして作成

表3-9[11]に刺激法の訓練課題例について示す。

以下，刺激法の原則を用いた訓練の具体例を示す。

訓練目的：聴覚的理解力の向上（単語レベル）

使用する教材：果物や乗り物の記載された絵カード20～30枚

教示：私が言う絵を指さしてください。ミカンはどれですか？

訓練手順

　①対象者の前に絵カードを4枚提示する。

　②並べられた絵カードに含まれる単語の名称を聴覚的刺激として複数回与える。

　③与えられた単語に対応する絵カードを指さしてもらう。

2）遮断除去法（デブロッキング法）

どんな訓練法？

　前刺激として保たれている言語モダリティを用いた刺激を与えることでターゲットとする（障害された）言語モダリティのブロックを除去しようとする訓練法

　ウィーグル　Weiglによって考案された訓練法である。この訓練法は刺激促通法のひとつとして位置づけられる[12]。ウィーグルは失語症者の示す言語症状には各様式（聴覚的理解・呼称・読解・書称・復唱・音読・書き

表3-10　刺激法と遮断除去法の相違点

	刺激法	遮断除去法
最も効果的な刺激	聴覚刺激を重視する	障害の軽い言語様式であればいずれも効果的
刺激の与え方	同時に刺激	反応の前（前刺激）
目標語・文への気づき	あり	なし

出典）種村　純：遮断除去法．失語症研，18（2）：113，1988を参考にして作成

取り）によって成績の差が生じるものの，ある語（例：みかん）において，保たれている言語様式で反応した場合（例：復唱　みかんと聴覚刺激を与えられて【みかん】と口頭表出する）には，一定の時間内であれば，それまでは誤答していた言語様式（例：呼称）でも正答できる場合があることを確認した。そして，各言語様式には共通する言語構造があり，失語症は，障害された言語機能は失われているのではなく単に遮断されている，つまり，言語運用の障害であると主張した。

表3-10[12]にシュールの刺激法と遮断除去法の違いを示した。

遮断除去法は，単一的遮断除去と連鎖的遮断除去に分けられる。単一的遮断除去とは，良好な言語様式と障害された言語様式を組み合わせた方法である。例えば，呼称が障害されており，漢字の音読が保たれている場合には，前刺激として漢字単語を提示し音読してもらった後に呼称を促すといった手順が想定される。一方，連鎖的遮断除去とは，良好な言語様式を基に障害された言語様式の遮断を除去した後，順次，別の障害された言語様式の遮断も除去していく方法である。例えば，呼称と書称が障害されており，漢字の音読と写字が保たれている場合には，前刺激として漢字単語を提示し音読と写字をしてもらった後に，呼称を促し，その後に書称も促すという手順が想定される。

以下に遮断除去法の具体例を示す。

> **訓練目的**：喚語能力の向上
> **保たれている機能**：単語レベルの読解と音読，聴覚的理解
> **訓練教材**：①3～4モーラの文字単語（名詞）15～20枚程度，②①に対応した絵カード15～20枚程度，③白紙複数枚，鉛筆，消しゴム
> **訓練手順**
> 　①失語症者の前に複数枚の絵を提示しておく。
> 　②机上の絵の1枚に対応する文字単語カードを提示し「この単語を声に出して読んでください」と指示を出し，音読および読解してもらう。
> 　③失語症者に提示した単語に対応する絵を選んでもらう。
> 　④絵と文字単語を提示したままで文字単語を写字してもらう。
> 　⑤文字単語と写字した文字を取り除いた後，絵のみで呼称を促す。

⑥①～⑤を15～20施行繰り返した後，課題で用いたすべての絵カードを用
いて呼称を促す。

3）機能再編成法

どんな訓練法？
　残存機能を使い新しい経路を再構築することで改善を目指す訓練法

　ルリヤ Luriaによって考案された高次脳機能の回復を目指した訓練法で
ある。機能再編成法では障害された機能自体に働きかけるのではなく，残
存している機能を利用して新たな経路をつくることで機能を回復させるこ
とを目指す。

　この訓練法は，機能内再編成と機能間再編成とに分けられる。機能内再
編成とは，障害されたターゲットと同じ機能系の中の要素のみで機能の再
構築を図る方法で，機能間再編成とは，障害されたターゲットとは異なる
機能系を用いて再構築を図る方法である。

　機能再編成法の代表例としては仮名のキーワード法がある。仮名のキー
ワード法は，漢字や仮名単語をキーワードとして仮名文字を習得させる方
法である。それ以外にも，発語失行へのアプローチで視覚刺激（口形を示
した図）を用いる方法や文産生向上の訓練で外部刺激として文章構成の手
がかり（男の子の絵＋ボールの絵＋投げている絵）を与える訓練法（図
3-13)[13]，動詞の喚語を促すためにオノマトペを用いる方法などがある。
これら訓練法では保たれている機能を用いた新たな迂回路形成などの学習
が求められるため，一定の知的能力が必要となる。

　高次脳機能は，運動や感覚などの障害と比較して，多くの構成環（構成
要素）を含む複雑な機能系であり，他の構成環の導入による機能再編成の

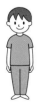

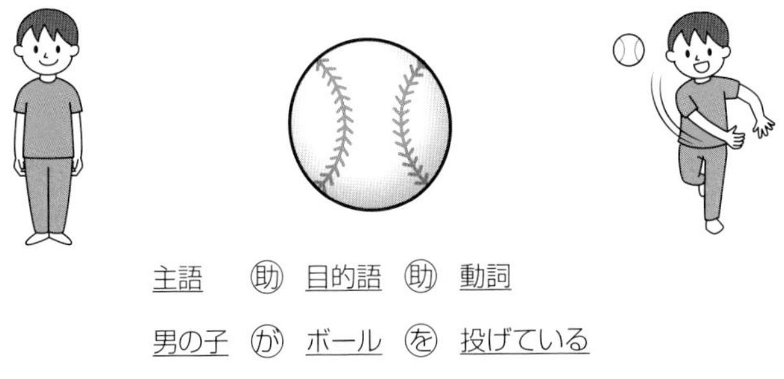

主語　⑩　目的語　⑩　動詞

男の子　か　ボール　を　投げている

図3-13　外部からのヒントによる文産生のための訓練例

出典）笹沼澄子・綿森淑子・福迫陽子ほか：失語症の言語治療，医学書院，p.70
1978を参考にして作成

オペラント条件づけ
オペラント行動（自発的に生じた行動）によって起こる刺激がその行動の出現頻度を変える学習過程のこと。

余地が大きいことから，長期にわたって回復がみられるとされる[14]。また，この訓練法を実施するにあたっては，まずはじめに失語症者の機能障害の細かな神経心理学的な分析と評価，つまり，障害されている構成環と保たれている構成環を明らかにしておくことが重要であることが示されている。加えて，機能を改善させるためのプログラムとしては，段階的で展開的な性質のものであることが必要であることも述べられている。

以下に本田ら[15]を参考に仮名書字能力の向上を目的とした機能再編成法の一例（キーワード法）を示す。

訓練目的：仮名の書字能力向上

訓練教材：絵カード，文字カード（仮名単語），おはじき，白紙，自習で用いるノート，鉛筆，消しゴム

対象者の前提：呼称の能力が保たれている

訓練方法

①キーワードとして仮名でよく書き表す単語をあらかじめ選択しておく。
（例：あめ，いす，うどん，えんぴつ，おぼん）

②①で選択した単語のモーラ分解および抽出の練習を行う。

③①で選択した絵カードとキーワードを提示し，写字を促し，その後，絵カードのみで再現してもらう。これを繰り返し実施する。

④③がある程度可能となってきたら，絵カードのみでキーワードの書字ができるように繰り返し練習を促す。

⑤④がある程度可能となったら，聴覚的に1音（例：【e】）を与え，そのキーワードの単語（例：えんぴつ）を想起後に書字してもらい，その直後に初頭の仮名1文字（例：え）のみ抜き出して書くように求める。

⑥⑤がある程度可能となったら1音のみ（例：【e】）を与え，仮名1文字の書字を促す。

4）プログラム学習法（行動変容法）

どんな訓練法？

オペラント条件づけの考え方をベースとして「刺激と強化」を体系的にコントロールし使用することで，行動の変容を図る訓練法。

プログラム学習法とは，スキナー Skinnerによるオペラント条件づけの原理を導入した訓練法であるが，失語症の領域だけでなく，他の分野でも学習を要する場面で用いられている方法である。

オペラント条件づけの例としては次のような場面が想定される。例えば，失語症者が売店に買い物に行った際，棚に複数の菓子が並んでいたと仮定する。そして，失語症者があられを買いたいにもかかわらず「饅頭」と誤って発話してしまい，饅頭を手渡されてしまったとする。その直後に

「あられです」と言い直すことができた場合に，失語症者自身が欲しいあられが手に入ったという場面を想定する。この場合，棚にある複数の菓子は「先行事象」，饅頭やあられという発話は「行動（反応）」，手に入ったあられは「正の強化因子」となる。このように先行事象によって生じた行動に伴う強化は，行動の生起率を増加させることにつながると考えられている。このような先行事象に伴う行動を強化することで失語症者の正しい行動の生起率を増加させることが期待される。

　言語訓練では，言語聴覚士の微笑みやうなずきなどのフィードバックも強化因子なる。ただし，罰は行動の生起率を減少させることにつながるとされていることには注意したい。言語聴覚士は，どのような対応が強化となり，罰となるのか，常に意識しておく必要がある。

　プログラム学習法は，他の訓練と同様，基本的には失語症者に実施した様々な検査から得られた分析結果と失語症者のニーズを基に目標行動を設定し，プログラムが立案される。加えて，そのプログラムに設定した各段階の学習基準と訓練の段階づけを考える必要がある。さらに，次のステップに移行する基準としては，複数回にわたって80％以上の正答率を達成した場合とされている。失語症者に用いられるプログラム学習では，シェイピングやフェイディングおよび強化の原理を応用した方法を用いた効果が報告されている。シェイピングとは目標を達成するための細かな段階と

先行事象
行動に先行する事象のこと。

強化因子
行動の頻度を高める刺激のこと。

生起率
ある現象が生じると予測される確率のこと。

罰
弱化ともいう。ある行動をした結果として何かが生じたり増えたりすることでその行動の生起頻度が下がることを正の弱化，何かがなくなったり減ったりすることでその行動の生起頻度が下がることを負の弱化と呼ぶ[16]。言語聴覚療法の場面で想定される罰（弱化）には，訓練場面で失語症者が発話にいたったにもかかわらず，言語聴覚士が無表情であったり，あるいはきつい口調で誤りを指摘したりした結果，失語症者の発話場面が減少したなどが考えられる。

♪　言語訓練―自己学習のための機器　♪♪
　　近年，自己学習のための機器のひとつとして，アクトボイスペン Act VOICE PEN（エスコアール社製）が用いられている。これは，視覚刺激とともに聴覚刺激を同時に提示する音声ペンである。アクトボイスペンはアクトカード Act CARD（エスコアール社製）とともに使用されるが，自作の絵カード（付属のシールを貼りつけて作成）にも用いることが可能とされている。具体的には，これらの絵カードにペンをかざすと音声が流れるしくみとなっている。加えて，音声の速さの調節ができる機能も備わっている。失語症者がペンの使用方法を習得する必要性はあるものの，言語聴覚士がいない状況でも効果的に自主訓練を行うことができるツールである。

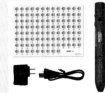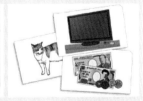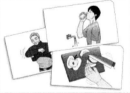

出典）エスコアール社製音声ペン（アクトボイスペン）
https://escor.co.jp/products/products_item_actvoice

音韻論
言語学の1つの分野。言語の音の体系や機能などを研究対象とする部門。

意味論
言語学の1つの分野。言語の意味の構造などを研究対象とする部門。

其々の段階をクリアするための小さな目標を設けて，その小さな目標をクリアするたびに強化することで，最終目標の行動を獲得することをさす。基本的にはやさしい課題から難しい課題へと移行するように設定される。一方，フェイディングとは，手がかりを少しずつ減少させていくことをさす。訓練内容は，簡単な反応を要求する訓練からスモールステップ法を用いて徐々に複雑な反応が求められるプログラムを設定し，目標とする言語行動に導いていく。

　この訓練法では，プログラムの立案がそれぞれの言語聴覚士の創意工夫に委ねられる部分が多い。つまり，オペラント条件づけの考え方を基に失語症者一人ひとりに合わせて言語聴覚士が系統的な訓練プログラムを立てていく必要性がある。

5）メロディックイントネーションセラピー（MIT）

> **どんな訓練法？**
> 　ピッチやビート，節回しといった音楽的要素を用いて失語症患者の発話を改善させる訓練法[17]。

　1970年代前半にアルバート　Albertにより考案された訓練法である。日本では，1980年代はじめより導入されるようになり，関ら[18] や中川ら[19] などによって失語症者の発話障害に対する効果についての報告がなされている。発話が困難である重度の失語症者でも歌唱課題であれば可能な場面に遭遇することが多い。このような現象を用いてMITは対象者が発話しようとする句や文を一定の音楽的パターンにのせて歌うように話させる[17]。

　MITの目的としては，発話の音韻論的側面だけではなく，言語学的，意味論的側面も重視されている。以下にスパークス　Sparks[20] が示したMITの6つの原理について，要約したものを示す。

　①課題を次第に長く困難なものにしていく。援助を少なくしていく。
　②ことばの誤りを直接矯正するようなことはしない。誤った場合には，その前の段階を繰り返すように誘導して，その後誤った段階を行ってもらう。
　③復唱の使用は非常に有効である。復唱の使用は課題のレベルが上がるにつれて徐々に減らしていく。
　④失語症者が反応するタイミングに注意を払い，反応するまでの時間をコントロールする（解読し反応するまでの時間を置く）。
　⑤同じ教材や決まり文句を繰り返し用いることはしない。有用で頻度の高い発話をたくさん取り入れていく。

MIT：Melodic Intonation Therapy

表3-11　MITに適する対象者とは

・聴覚的理解が良好。自身の誤りに気づく能力が保たれている
・情緒的に比較的安定している
・呼称，復唱などの発話課題が困難ではあるが，時折不十分な構音ながら目的とする語を推測することのできる反応がある
・常同的な構音は正確である
・自己修正の努力が認められる頻度が高い　　　　　　　　　　　　　　　　　など

出典）Chapey R. ed.：Language Intervention Strategies in Adult Aphasia. Williams & Wilkins, 1981.（横山　巌，河内十郎監訳：失語症言語治療の理論と実際，創造出版，p.282，1984）を参考にして作成

英語のプロソディパターンとメロディックイントネーションパターンへの移調

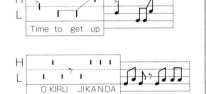

日本語のプロソディパターンとメロディックイントネーションパターンへの移調

図3-14　日本語版　メロディックイントネーションセラピー（一例）

出典）関　孝子，杉下守弘：メロディックイントネーション療法によって改善のみられたBroca失語の一例．脳と神経，**35**（10）：1032，1983

⑥言語聴覚士は自分自身の発話を用いた強化刺激が段階的な訓練体系を崩す要素となっていないか，自身の発話の目的と役割について最新の注意を払う必要がある。

　MITが有効な失語症のタイプとしては，表3-11のような条件があげられている[11]。

　関ら[18]は，MITを日本語で行うためには英語と日本語の違いをよく考えた上で日本語に応じたものにする必要があるとし，メロディ，リズム，ストレスを取り上げ日本語への改善について述べている。日本語の特徴として，メロディに関して2音階の中でつくられ非常に単純で覚えやすい特徴をもつということ，リズムについても2拍ずつまとまりやすい傾向にあること，ストレスは通常認められないことなどをあげている。このような特徴を考慮してブローカ失語の失語症者にMITを実施した結果，著しい改善が認められたと報告している。

　図3-14に関らが実施した課題を示した。

　以上，失語症者に実施されている代表的な訓練法を紹介してきた。紹介したもの以外にも，失語症の訓練法には様々なものがあるが，臨床を行うにあたっては，「訓練法ありき」のような考え方や対応は避けなければならない。言語聴覚士は訓練立案にあたって失語症者の示した症状を詳細に

メロディ
発話時にみられる高低の音楽的流れのこと。

リズム
音の強弱などの周期的な繰り返しによって表される調子。

ストレス
文の中で対比的に強く音を出す部分。

ロゴジェンモデル
聴く，話す，読む，書く，といった基本的な言語機能，さらには復唱，写字，書取，音読といった入出力間および音声・文字間の変換課題を想定した総合的認知モデルのひとつ[21]。

ニューラルネットワークモデル
脳の神経回路の動作を模倣したモデルのこと。コンピュータを使用して情報処理過程を模擬的に再現するモデル。並列分散処理モデルや相互活性化モデルなどがある。

分析し，どのようなメカニズムでそのような症状が起きているのか仮説を設定し，問題点を明確にする必要がある。その上で，訓練ではどの言語モダリティを用いて，どのような刺激を，どのような順番で，どのくらいの頻度で与えるのか，また，失語症者にはどのような方法で反応してもらうのかなどを言語聴覚士が自ら考えプログラムを立案する。結果的には，言語聴覚士が立案したプログラムが周知された訓練法や既にある訓練法に類似しているという状況が望ましいと考える。なぜならば，言語聴覚士の評価分析や訓練プログラム立案が不十分な場合での「訓練法ありき」の対応では，偶然に効果を示すかもしれないが，失語症者にとってマイナスの影響を示すアプローチとなる可能性も否定できないためである。いわゆる詳細な症状の分析から訓練立案につなげることが大切となる。このような考え方の有効な手段として認知神経心理学的アプローチがあげられる。

6）認知神経心理学的アプローチ

> どんな訓練法？
> 　言語機能について言語情報処理モデルを想定し，そのモデルを基に各対象者の症状について詳細に評価分析することで対象者一人ひとりの障害された処理過程を推定した上でプログラムを立案する訓練法。

　認知神経心理学的アプローチは，1970年代より発展してきた訓練法である。新貝[22]によると認知神経心理学とは，心的機能を健常な情報処理モデルと脳との関係でとらえようとしたもので，失語症に関しては想定された言語処理モデルのうち保たれている機能と障害されている機能を適切な検査によって明確にし，障害のメカニズムを推測した上で治療法を考えようとするものと定義されている。

　言語情報処理モデルにはロゴジェンモデル，ニューラルネットワークモデルなど様々なものがあるが，臨床場面で最も多く用いられているのは，ロゴジェンモデルである。長塚ら[23]によると「ロゴジェン」という用語はモートン Morton[24]がつくった造語であり，それは単語の処理に重要な役割を果たす装置のことであるとしている。ロゴジェンモデルでは，モジュール（多数の部分からなる一塊の単位）とそのモジュール間の情報の流れが矢印で表される。以下，図3-15[25]を基に説明していく。

　エリス Ellisとヤング Young[25]が示したモデルは，各モジュールに加え，そのアクセス過程や変換過程などを含んでいる。呼称・聴理解・読解・書称・復唱・音読・書き取りなどの単語レベルの言語症状はこの言語情報処理モデルの1つあるいは複数箇所が損傷することで生じると想定される。

　例えば，ある失語症者がたばこの絵を見て，【たまご】と発話したとい

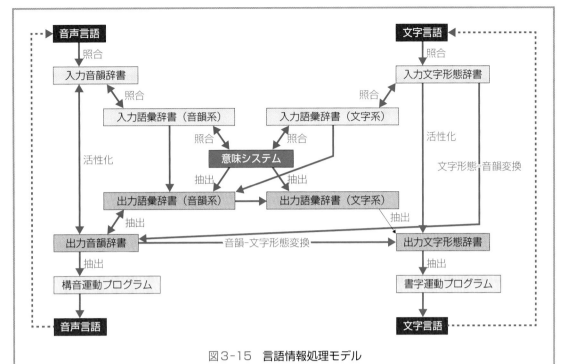

図3-15　言語情報処理モデル

出典）Ellis A.W., Young A.W.：Human Cognitive Neuropsychology, Psychology Press, 1988.（種村　純：言語モダリティ間相互作用に関する臨床神経心理学的研究，風間書房，p.154, 1995）より改変

う場面を想定する。この課題は呼称であるので，上記のモデルを用いると意味システム → 出力語彙辞書（音韻系）→ 出力音韻辞書 → 構音運動プログラム → 音声言語のいずれかの段階で問題が生じている可能性が想定される。もう少し呼称の流れについて具体的に説明すると，絵カードに書き示してあるたばこを視覚的にとらえ，その対象が「口から吸うもの」であるとか「煙が出るもの」などのイメージや概念に結びつける必要がある。次に，イメージや概念に対応する語彙（単語）を出力語彙辞書（音韻系）から抽出する。そして，選択した語彙に対応する音韻を出力音韻辞書より選択配列後，その配列された音韻に対応する構音運動プログラムを活性化し発話にいたるという流れである。このような呼称の流れのどの部分が障害を受けても，症例のようにたばこの絵を見て，【たまご】と発話するというような症状が想定される。このような言語症状についての分析について以下に述べる。

　まず，障害過程を明らかにしようとする言語モダリティと，一部同じモジュールやアクセス過程を通る別の言語モダリティの症状に着目する必要がある。この症例では，ターゲットとなる言語モダリティは呼称であるため，一部同じモジュールやアクセス過程を用いる言語モダリティには，復

出力語彙辞書
言語表出に結びつく経験により蓄積された様々な語彙の集合体。

出力音韻辞書
言語表出に結びつく経験によって蓄積された音韻の集合体。

構音運動プログラム
発話に必要な構音器官の構えや動かし方などのプログラムのこと。

唱や音読，書称などがあげられる。分析にあたっては，まず，これらの成績や症状に着目し，保たれている（良好な）言語モダリティがあれば，ターゲットの言語モダリティの言語情報処理過程と保たれている言語モダリティの言語情報処理過程の共通段階に着目する。例えば，復唱が良好であったと仮定して，呼称と復唱の言語情報処理過程で共通する項目は，意味システム → 出力語彙辞書（音韻系）→ 出力音韻辞書 → 構音運動プログラム → 音声言語のすべてであるものの，復唱については意味や語彙を介さない場合も想定されるため，必ず通る部分は出力音韻辞書 → 構音運動プログラム → 音声言語である。ただ，出力音韻辞書の音韻抽出の段階は，復唱であれば入力音韻辞書（音韻系）への音韻照合を経た後に抽出されるものの，呼称では言語的ヒントなしに自ら語彙に対応する音韻を抽出する必要があるため，同じ音韻抽出であっても呼称の難易度が高くなる場合が多いと考えられる。以上のことから，復唱が良好であるということで呼称の言語情報処理過程で保たれていることが明らかにできるのは構音運動プログラム → 構音運動実行の過程であると考えられる。

　このようにして，ターゲットとなる言語様式の各処理段階の中でどの部分が障害されているのかについて，共通する言語処理過程をもつ他の言語モダリティの成績や症状から分析を進めていく。そのためには，呼称，書称，読解，聴覚的理解，音読，書き取り，復唱などの各言語課題について，どのような言語情報処理過程を経ることでその言語行為が正答にいたるのかについて検討しておく必要がある。加えて，各言語モダリティの言語情報処理過程を比較して共通する部分はどこなのか，また，共通する過程についても言語モダリティの違いによってその難易度の差はあるのかなど，把握しておく必要がある。

（1）認知神経心理学的アプローチの考えを用いた訓練法の提案

　以下に，ある失語症者のSLTAの結果を示す（図3-16）。

　言語情報処理モデルを用いて「話す」（呼称）の障害メカニズムについて分析した結果，出力語彙辞書の活性化・抽出の障害という問題点が抽出されたと仮定する。

　SLTAの結果から考えるとこの失語症者に用いることができる言語モダリティは漢字の音読である（図3-17）。その理由としては，呼称と一部共通するルートをもつ言語モダリティであるのと同時に成績が良好であるため，呼称課題での出力語彙辞書（音韻系）を活性化することにつながると予想されるためである。また，この際，読解の成績も併せて確認する必要がある。なぜならば，読解の成績が良好であることが確認できれば，音読の際に意味を介している可能性が高まるからである。

　次に刺激のレベル，さらに刺激を与える順番を考える（図3-18）。

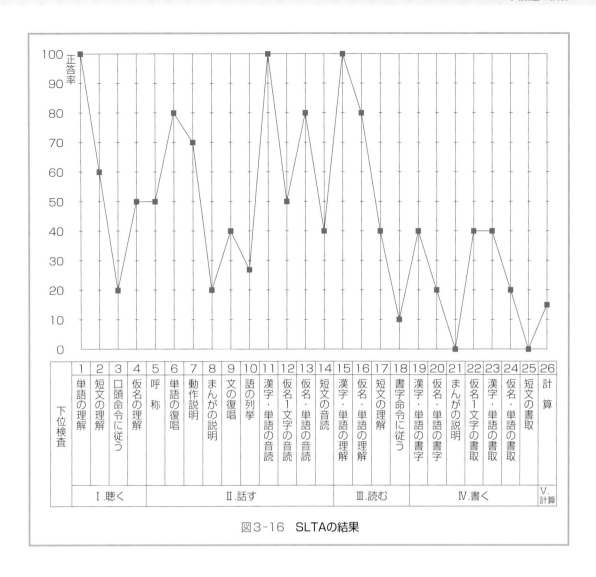

図3-16　SLTAの結果

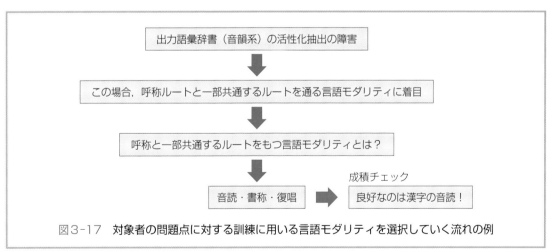

図3-17　対象者の問題点に対する訓練に用いる言語モダリティを選択していく流れの例

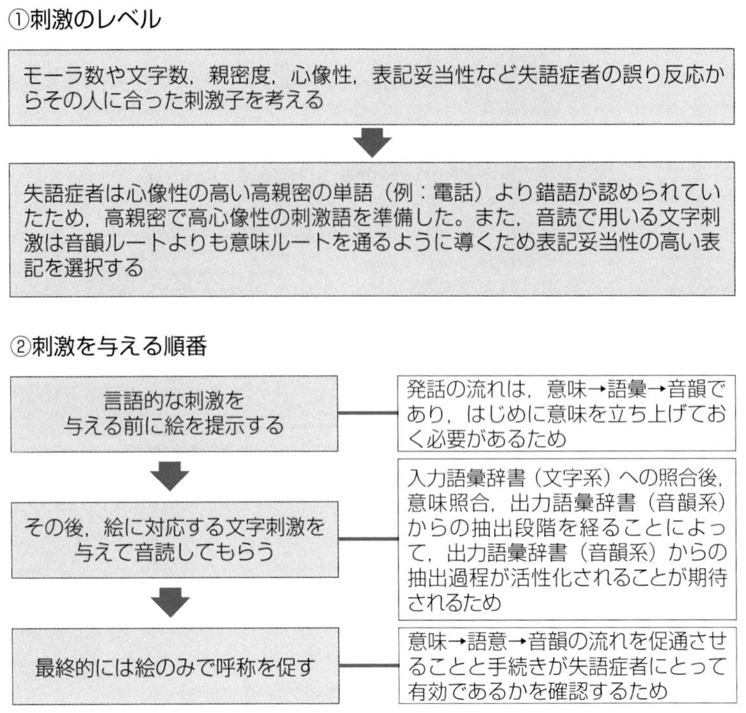

①刺激のレベル

モーラ数や文字数，親密度，心像性，表記妥当性など失語症者の誤り反応からその人に合った刺激子を考える

⬇

失語症者は心像性の高い高親密の単語（例：電話）より錯語が認められていたため，高親密で高心像性の刺激語を準備した。また，音読で用いる文字刺激は音韻ルートよりも意味ルートを通るように導くため表記妥当性の高い表記を選択する

②刺激を与える順番

言語的な刺激を与える前に絵を提示する	発話の流れは，意味→語彙→音韻であり，はじめに意味を立ち上げておく必要があるため

⬇

その後，絵に対応する文字刺激を与えて音読してもらう	入力語彙辞書（文字系）への照合後，意味照合，出力語彙辞書（音韻系）からの抽出段階を経ることによって，出力語彙辞書（音韻系）からの抽出過程が活性化されることが期待されるため

⬇

最終的には絵のみで呼称を促す	意味→語意→音韻の流れを促通させることと手続きが失語症者にとって有効であるかを確認するため

図3-18　失語症者に与える刺激の例

♪ 意味セラピーと音韻セラピー ♪♪

　呼称障害に対するロゴジェンモデルをベースとしたアプローチ法として，意味セラピーと音韻セラピーが提案されている。意味セラピーとは，意味的課題（語と絵のマッチングなど）を用いた失語症訓練，音韻セラピーとは音韻的課題（絵を見ながら復唱させる，呼称時の音韻ヒントなど）を用いた失語症訓練である。

　佐藤[26]は，ハワード Howardらのセラピー研究の知見から呼称障害の基本的なセラピーの方法について整理しており，意味セラピーについては，語と絵のマッチング課題（方法①聴覚的または視覚的に提示した刺激語に対応する絵を意味的関連のある複数の絵の中から選択する，方法②刺激絵に対応する語を意味的に関連のある複数の絵の中から選択する），音韻セラピーは累積的音韻Cue課題（方法：呼称を促し，目標語が表出されるまで音韻ヒントを増やす→最終的に累積的音韻ヒントで促進されなかった場合には，復唱を促す）を紹介している。

　意味セラピーの効果は意味システムの改善を示唆するもの[27]と，音声や文字の単語で示されるターゲット語の語形が意味情報（絵）とともに提示されることで，目標語の音韻と意味の対応が強められて現れたとするもの[28]が報告されている。一方，音韻セラピーは目標語の音韻表象の再活性化に焦点をあてた課題とされている。ただ，訓練効果のメカニズムやその適応については，様々な見解があり，まだ明らかになっていない点も多い。

♪ 発語失行に対する訓練法 ♪♪

　発語失行の訓練法は，ボトムアップ・ミクロ構造的アプローチと，トップダウン・マクロ構造的アプローチに分類される。ボトムアップ・ミクロ構造的アプローチとは，聴覚・視覚・触覚などの様式を用いて大まかな構音運動から開始し，徐々に細かな構音運動を再学習するものであり，トップダウン・マクロ構造的アプローチは歌やメロディなどの自動的な発話や韻律的機能を利用した方法である。

　ボトムアップ・ミクロ構造的アプローチは，ターゲットとする語音について聴覚刺激（音声）と視覚刺激（口の動かし方のモデル）を与え発話を促す方法，絵や写真などの視覚的刺激を用いて構音点を示す方法などがある。一方，トップダウン・マクロ構造的アプローチには，歌唱課題や抑揚をつけゆっくり感情をのせて発話するMITなどの方法がある。

　津田[29]は，発話条件の違いが発語失行を伴う失語症者の発話成績に与える影響について調査している。その結果，復唱，口形提示のいずれも発語失行の発話を促進するための効果的な手がかりであったことが示されている。

　以下に発語失行に対するアプローチの一例について紹介する。

　①目標とするターゲットの音（例：【ma】）を決定する。

　②①の音を産生させるために必要な構音器官の動きについて，視覚的に確認できる教材（例：ターゲット音【ma】→口唇を閉じた写真と口唇を開いた写真）を提示する。

　③言語聴覚士は②の教材をさし示しながら，音声＋口形を提示する。

　④失語症者に鏡を見ながら口の動きの模倣を促す。その後，発話も促す。

　⑤②の手がかりを提示せず，音声刺激のみでターゲット音の表出を促す。

7）その他─文レベルの訓練

　単語レベルの聴覚的理解や喚語能力が一定レベルで可能である場合には，文レベルの訓練を導入していく。文レベルの訓練には，文と動作絵のマッチング課題，文を聴かせて内容を質問する課題，格助詞の選択課題，文型の変換課題，語または文節の並べ替え課題などが用いられてきた。そのような中で文レベルの障害に対する代表的な訓練法には，マッピングセラピーがある。

（1）マッピングセラピー

> どんな訓練法？
> 　マッピング障害仮説を基盤とした文の理解や表出の向上を目指す訓練法

　マッピングセラピーは文の主題関係を同定し，その結果，その主題関係を統語構造へとマッピングすることを促通するもの[30]とされている。マッピングセラピーには，「文-質問法」[31]や「文フィードバック法」[32]などがある。

　「文-質問法」は，文中の主語や目的語に対し，動作主や対象などの役割を与えて，文の理解を促す方法である[30]。具体的な方法としては，言語聴覚士が文を視覚的に提示し（例：お父さんがお母さんを呼んでいる），その文について以下のような質問を行う。例えば，①どうしていますか（動詞の同定），②誰が呼んでいますか（動作主の同定），③誰を呼んでいますか（対象の同定）など，動詞や動作主，対象の同定を被検者に要求するという方法が示されている。

　「文フィードバック法」は，ある状況画を提示しつつ，言語聴覚士が文レベルの聴覚的刺激（状況画に対応する文もしくは対応しない文）を与え，その文レベルの刺激が状況画を表すものか否かを失語症者に回答させる。そして，言語聴覚士はその反応の正誤について失語症者に開示し説明を行うという方法である。

> ♪ マッピング障害仮説とは？ ♪♪
> 　意味関係と文法関係のマッピングに障害の要因があるとする仮説である。土橋[33]は発話の意図から文の口頭表出にいたるプロセスにおいて，ギャレット Garrettの文発話のモデルに基づいて整理している。その内容としては，①命題設定（認知の段階。情報全体から話すことに対応する部分に焦点を絞った上で，細部に着目し，事象や要素を概念化する過程），②意味関係把握（要素間の意味関係の把握），③文の構造化（述語構造を基礎にして意味関係を文法関係に写像していく），④音声情報付与（音韻と音声の処理後，発話の実現）に分けて考えることができるとされている。この過程の中で，③がマッピングであり，この段階の障害が原因で文レベルの発話や理解の問題が生ずるとされる障害仮説である。

急性期
第3章第Ⅳ節（p.142）を参照。

③ 失語症のADL訓練

1）拡大・代替コミュニケーション（AAC）

　AACは言語機能が障害された失語症者に，言語に代わるものを使用して様々なコミュニケーションツールを補おうとする方法で，その目的は社会生活に積極的に参加する能力を高めることにある。軽度から重度まで様々なレベルに応じて導入は可能であるが，できれば永続的に使用するのではなく，言語機能が改善するまでの一時的な手段としての使用と考えたほうがよい。失語症者はAACの使用により，残存能力を用いてコミュニケーション活動の場を得ることが多くなると予測される。その際，コミュニケーションには発話，ジェスチャーなど様々な方法があるが，失語症者にとって，それらをいかに使用しやすい環境にするのか，整備することも失語症者をサポートする側にとっては重要な点である。

　AACの導入時期としては急性期からも検討すべきであるが，失語症になる前のコミュニケーション手段とは，方法が異なるために失語症者も混乱することがあり，その使い方を習得するにはかなりの時間を要する。またそのための基本的な能力も必要となる。AACを採用する場合は，これらの点も十分に考慮して，時には周囲の理解にも配慮するような働きかけを行い導入を検討する必要がある。

　以下にAACの具体的手法を記載する（表3-12）。

表3-12　**AACの具体的手法**

手 法	内 容	ポイント
コミュニケーション・ノート	失語症者が絵や写真を指さして意思を表出させる	軽度なら文字，重度なら絵や写真を使用
ジェスチャー	目標となる語や句と同じ意味をもつジェスチャーを選定し動きを習得させる	特別な道具を必要としないために利便性が高い
筆 談	必要に応じて失語症者に紙に筆記用具で意思を記載してもらう	書字は難易度が一番高いために有効性にかなりの制限あり
VOCA	音声出力装置や携帯録音機などを用い必要な際に使用できるようにする	機器に関して，購入しその使用方法を習得する必要あり
描 画	絵により意思を表出させる。失語症者に描画を完成させ，それにつけ加える形で進展させる	音声言語やジェスチャーでは，失語症者が表出したものは残らないが描画は残る
レーティング図	記載された図を失語症者にポインティングさせ意思を表出させる	何らかの程度を表す場合に使用する。表情図や絵を併用する方法もある

ADL：activities of daily living　　AAC：augumentative and alternative communication
VOCA：voice output communication aid

（1）コミュニケーション・ノート

　失語症者が生活するために必要なものや状況を文字，絵，写真で記載してあり，それを指さして意思を表現する方法である。場合によっては，他者がそれらを指さすことによって，失語症者に理解を促す形で使用される。その内容は一般的には軽度の対象者には文字を使用し，重度の失語症者には絵や写真が使用される。項目としては，気分，場所，食べ物，身体部位などカテゴリー別にまとめられている。さらには，応用的な使用法として新たに失語症者独自の必要な情報をノートに加えて使用する場合もある。使用するにあたり有効に利用する条件としてコミュニケーションの意欲が高く，ある程度の知的機能が保たれている必要があり，加えて失語症者を取り巻く周囲の人の使用に対する理解が必要である（図3-19）。

（2）ジェスチャー

　ジェスチャーは特別な道具を使用しないために利便性が高く有効性も高いAACの手法である。ジェスチャーの習得方法としてローゼンベックRosenbekらはジェスチャー再編成法を報告している[34]。その内容は，言語表出をジェスチャーと組み合わせて習得させ，ジェスチャーを徐々に減らしていく手法である。広義の意味でAACに該当すると考えるのでそのステップを表3-13で紹介する。

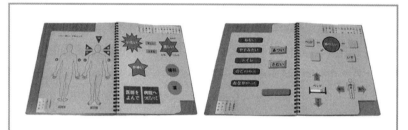

図3-19　コミュニケーションノート

出典）西尾正輝：コミュニケーション・ノート，インテルナ出版，1995

表3-13　ジェスチャー再編成法の進め方

ステップ	内　容	ポイント
1	目標となる訓練語や句の選定	日常使用頻度の高い語や句を選定する
2	同じ意味をもつジェスチャーの選定	目標語に合うジェスチャーを作成する
3	ジェスチャーの習得	ジェスチャーを模倣で習得させる 実際の場面でジェスチャーが自然に使えるように習得させる
4	ジェスチャーと発話の組み合わせ習得	ジェスチャーと発話のモデルを理解させる どちらか1つのモデルを示し，もう1つを実施させる
5	ジェスチャーを減じて，発話を促し強化	徐々にジェスチャーを減じ，適切な場面で発話が表出されるように指導する

（3）筆　談

　使用する場合のポイントとしてメモ用紙,ホワイトボードや鉛筆,マジックなど筆記用具を必要なときにすぐに使用できるように随時携帯してもらう。まとめて持ち歩けるように片手でも開閉できる小さめのケースを使用するのもよい。しかしながら書字は一般的に失語症者にとっては,一番難易度の高いモダリティのために,臨床家は事前にまず失語症者の書字能力を把握し,周囲の人にも失語症者の書字のレベルを理解してもらうよう環境調整を実施する必要がある。

（4）VOCA

　VOCAは,音声出力型のコミュニケーションエイドである。発声発語が困難な人を対象としており,音声を電気信号に変換し記録,または電気信号から音声を再生・合成して送出する装置などがある。それらを携帯しておき必要に応じて使用する。

　例えばICレコーダーは手に麻痺があってメモがとれない人や会話を覚えていられない人への活用も可能で,あらかじめいくつかの音声を録音して,必要なときにメッセージを選択して会話に使用することで,音声出力コミュニケーションエイドとして活用することもできる。Go Talkシリーズ（こころ工房製）はメッセージを録音して,ボタンを押すだけで音声を再生できるコミュニケーション・ツールである（図3-20）。スライド式オーバーレイには,絵や字を書き込むことができるので,それを見れば再生したいメッセージがわかる。

（5）描　画

　描画は文字の字形とは異なり自由に表現できる自由度がある。そのため本人や周囲の人はそれにいろいろなものを加えながらコミュニケーションの幅を広げられるという優位性がある。また,音声言語やジェスチャーと

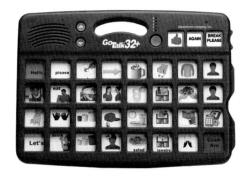

図3-20　**Go Talkシリーズ**（Attainment Company, Inc.）

コミュニケーションエイド
言語障害者や聴覚障害者が意思を伝達できるように開発された福祉用具である。文字やシンボルを選んで,合成音声で会話したりできるものもある。

ICレコーダー
本体のメモリに音声をデジタル記録する録音機器で,ボイスレコーダーとも呼ばれている。

表3-14　描画訓練で他者の心がけること

ステップ	方　法
1	失語症者に描画を完成させる（口を挟まない）
2	漠然としている場合は，最も重要な部分を示すように求める
3	その部分が理解不能な場合 ①わからない部分をジェスチャーなどでさらに説明させる ②その部分は上下左右，どの方向から見たものか聞く ③その部分を別の紙にさらに大きく描かせる ④その部分について具体的な質問をする ⑤それでも理解できない場合は，他者が思ったものを描いてみて失語症者に尋ねる

出典）Lyon, J.G.：Drawing：its value as a communication aid for adults with aphasia. *Aphasiology*, **9**：33-50, 1995を参考にして作成

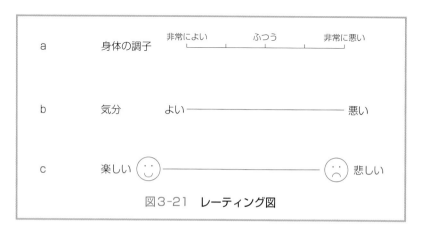

図3-21　レーティング図

は異なり描画では描いたものは残るので，それを再度，コミュニケーションツールとして利用することも可能である。リヨン　Lyon[35]は描画をコミュニケーションに役立たせるための他者の心がけることを報告している（表3-14）。

（6）レーティング図

　対象となる物事に対して，ある基準に基づき，等級分けや数値化を行った図版を用い，その等級や数値で示された部分をさし示すことで，失語症者自身がどのような状態かを表現するツールである。「Yes-No」では表現できない「程度」を答えてもらう場合に有効である。ちなみに図3-21のbは線上のどの位置を示すかでその程度を表現し，cは言語理解が重度に障害されている失語症者に対して負荷を減らすために絵や表情図を使用したりする。

2）PACE

　PACEはウィルコックス　Wilcoxとデイヴィス　Davis[36]により開発され，対話を重視しているところに特徴がある。PACEは表3-15に示したよう

PACE：Promoting Aphasics'Communicative Effectiveness

表3-15　PACEの原則

原　則	内　容
1	言語聴覚士と失語症者との間に新しい情報交換
2	情報を伝えるための手段は自由に選択
3	言語聴覚士と失語症者は送信者，受信者として同等の立場
4	言語聴覚士のフィードバックは自然に情報伝達の成功度での与えとなる

表3-16　PACEの具体的方法

ステップ	進め方
1	物品や動作などが描かれたカードを複数枚用意し，机の上に裏返して積んでおく
2	失語症者と言語聴覚士が交代でカードをめくり，刺激情報を伝達する。その際，カードに書かれている課題は相手に見せないようにする
3	表現手段はどのような手段でもよいこと（発話，ジェスチャー，絵，書字など）を確認する
4	情報を発信する側は，記載されている課題に関連する情報を様々な手段を使ってヒントとして与える
5	情報を受ける側は，発信者が発した情報により，記載されている課題は何かを推測して答える
6	失語症者と言語聴覚士で役割を交互に交代する

に4つの原則に従って実施される。

　PACE訓練は，症状が安定期に入った患者が適応で，急性期で症状が安定しない患者への導入は難しい。訓練内容がゲーム的な色合いが強く，訓練目的が周囲の関係者に理解されにくいので，導入に関してはその目的をわかりやすく失語症者や家族に説明する必要がある。

　表3-16に具体的な進め方を示す。進め方のポイントを以下に述べる。

> 進め方のポイント
> ・自然な反応をする（ちょっとわからないんですが…，〜という意味ですか？など）
> ・メッセージを受け取ったことを示す（わかりました…〜でしょ？　など）
> ・失語症者が重度の場合は，あらかじめ言語聴覚士のほうで刺激カードを把握しておくのもよい（失語症者の説明でそれが何であるか全く見当がつかないこともあるため）

予　後
手術後の患者の状態や，病気・創傷の将来的な状態，特にそれらの状態に関する見込みのことである。

Ⅳ　失語症の予後

　失語症の予後についてどのような要因がかかわっているのか理解を深めていく。

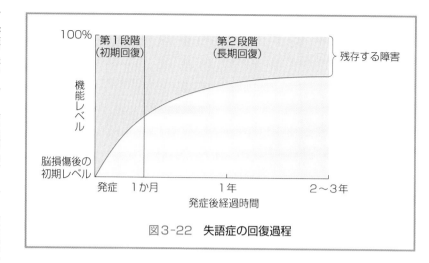

図3-22　失語症の回復過程

グラフ内のラベル:
100%
第1段階（初期回復）　第2段階（長期回復）　残存する障害
機能レベル
脳損傷後の初期レベル
発症　1か月　1年　2～3年
発症後経過時間

① 失語症の回復過程

　失語症の言語機能回復は発症初期には大きく改善がみられ，慢性期になるとそれが小さくなるが，数年間という長期にわたり改善が持続する。しかし回復の過程は個人差が大きく，発症からの経過によって異なる（図3-22）。急性期，いわゆる発症から3週目までの回復では言語訓練に加え，出血の吸収，病巣周囲の脳浮腫の消退や神経回路の生成など生理的な修復メカニズムによっても改善が進む。一方，回復期から生活期では生理的な修復メカニズムの割合が減少するため，言語訓練により機能再編成や新規の学習を生じさせる必要がある。そのため適切な訓練を積極的に導入していくことが非常に重要となる。

② 失語症の改善メカニズム

　失語症の改善に関して脳神経学的メカニズムは明確に提示することは難しい。しかしながら自然回復，劣位半球による代償，病巣周辺領域の代償，言語機能の再編成に関して報告されている。

1）自然回復

　発症直後は，神経症状と同様に失語症も自然回復が認められる。期間に関しては統一的な見解はないがおおよそ3か月程度と考える。特に発症1か月の回復は著しく，6か月を経過すると回復の速度は低下し，1年を超えると自然回復はほとんど認められなくなる。

サイドバー用語解説:

急性期
症状が急に現れる時期，病状が安定せず集中的な医療介入を要する時期のこと。一般的には入院や発症から14日程度と考えられている。

脳浮腫
脳組織に含まれる水分量が増加した状態のことである。脳の損傷や感染症による直接的な障害のほか，腎臓や肝臓の異常に伴う全身の水分量貯留に伴うこともある。

神経回路
ニューロン（神経系の細胞）には，情報を受け取る「樹状突起」と情報を出力する「軸索」があり，ほかのニューロンとシナプスを介して複雑につながり合いながら，様々な情報を伝達している。このネットワークのことである。

回復期
急性期治療を受け，病状が安定し始めた発症・術後から3～6か月の状態をいう。

生活期
急性期，回復期を経て症状ならびに障害の状態が安定した後，在宅で生活している時期で，ADL（日常生活動作）能力などの「維持・向上」を目的としたりハビリテーションをする時期である。

自然回復
人間が本来もつ生命力のことで自然に病気や怪我を治す力（免疫力も含む）そのもののことである。

劣位半球
一般的に，大脳の言語中枢があるほうを優位半球，ないほうを劣位半球といい，主に優位半球である左半球では言語的な思考や計算など，劣位半球である右半球では空間的能力や音楽的能力などの働きがある。

2）劣位半球による代償

　成人で大脳左半球全切除後に言語機能が回復したという報告があり[37]，これは失われた言語機能が右半球で代行されたということになる。しかし小児に比べ成人における劣位半球の言語機能は，あるとしてもその機能が非常に限られているためその回復には限界がある。

3）病巣周辺領域の代償

　言語機能は，ウェルニッケ野やブローカ野など，ある特定の領域で行われている。ロスナー Rosner[38] らはそこに障害が及ぶと，障害をもった病巣に隣接する領域が破壊された部分の機能を代償すると報告している。

4）言語機能の再編成

　言語機能は脳の広範な領域に，様々な機能が符号化されて蓄えられている。そしてその操作に必要なメカニズムは優位半球の比較的限局した領域に存在している。そのため，ある部分が障害を受けると障害を受けていない神経系に再統合が行われ，新しいパターンを形成することで言語機能が回復するという考え方である。

　以上，失語症の改善メカニズムの説を述べたが，ほかにも病巣より下位レベルの神経構造の代行によるものという説なども存在する。

③ 予後に関与する要因

　失語症の回復過程に関与する要因としては損傷部位とその広がりや失語症の重症度などの神経学的要因，年齢，性別などの個人的要因，訓練の有無，集中度などの言語訓練的要因などが指摘されている。

1）神経学的要因
（1）損傷部位と広がり

　病巣が広範囲に広がり，言語野の中心にかかっている場合は重症で回復も不良である。一方，言語野周辺の病巣あるいは言語野にかかっていても小さな病巣であれば回復は良好である。また，脳梗塞より脳出血のほうが予後がよいとする研究がある[39]。

（2）失語症重症度とタイプ

　重症度は重度で，タイプでは全失語は予後不良である。以前は健忘失語，軽度ブローカ失語は予後良好といわれていたが，最近ではタイプについて

♪ 失語症タイプの推移 ♪♪

　古典的な失語症の回復に関しては，図のような経過をたどり，失語症のタイプが回復につれて変化するという考え方もある[40]。例えばウェルニッケ失語だと，症状が回復すると最終的には健忘失語や伝導失語に移行していくという考え方である。ただし，どのような経過をたどっても，最終的には喚語困難は残存する。最も重度である全失語は，その回復がほとんど期待できずタイプが変化するということもほとんどない。

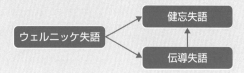

は様々な意見が存在している。

2）個人的要因
（1）年　齢
　若年者が中高年者に比べて大きな改善傾向があったという結論の報告が多いが，個人差が大きく，年齢は予後に関係しないとする報告もある。
（2）性　別
　性別は特に一致した報告がなされていない。

3）言語訓練的要因
（1）訓練の有無と集中度
　言語訓練を実施した群が，実施しなかった群より回復が良好との報告[41]があるが，倫理的な問題もあり，報告数は非常に少ない。また集中度に関しては高集中の訓練は低集中の訓練より回復が良好といった報告がある[42]。

　以上，失語症の回復過程に関して3つの要因から説明したが，表3-17で示したように一致した結果が得られていない要因も存在しており，失語症の予後に関係する要因はまだ十分に解明されていないのが現状である。

表3-17　失語症の予後要因

研究間の結果の一致	要　因		
一致した結果が得られている	・神経学的要因の影響が大きく，個人的要因の影響は小さい ・失語症の最初の重症度（全失語は予後がよくない） ・脳病変の範囲 ・言語治療の有無 ・言語治療の集中度（intensity）		
一致した結果は得られていない	・脳病変部位 ・失語症タイプ	・原因疾患 ・年齢	・利き手 ・性別

♪　失語症の予後の昨今の考え方　♪♪

　筆者が失語学を学んだ時代では，予後に影響を与える要因として，年齢では若年者ほど回復が早く，70歳を過ぎると実用的な回復は困難であるとか，左利きの人は病巣がいずれの半球にあっても回復しやすい，性格では頑固な性格や依存心の強い人は予後が悪いとか，そのほかにも，全失語は予後が悪く，健忘失語は予後がよいなどと記載されている文献も存在した。しかしながら現在では，失語症に関連する研究が進むにつれて，予後に関連する要因を確定できないものが増加しているように感じる。つまりは個人に関する要因の割合が，失語症の予後には大きく影響を与えているということになるのだろう。

♪　訓練の効果　♪♪

　失語症の改善に言語訓練の効果はあるのかという問いに関しては，倫理上訓練を実施しないという群を設定し研究することが難しいため，その内容に関する報告は非常に少ない。また改善に関係する要因に関しても訓練の頻度をはじめ様々な項目があり，それぞれが，複雑にかかわっていることも効果判定に関する報告をする上での難しい問題となっている。しかしながら多くの言語聴覚士や失語症者は，失語症訓練の効果を実感していると様々な現場の経験から感じている。

〔引用文献〕

1）医療情報科学研究所編：病気がみえるvol.7―脳・神経　第2版，メディックメディア，pp.562-565，2020

2）種村　純：第3章評価・診断. 種村　純編：失語症―臨床標準テキスト，医歯薬出版，p.196，2019

3）日本失語症学会，Brain Function Test委員会，SLTA小委員会：標準失語症検査補助テストマニュアル，新興医学出版社，p.1，1999

4）横張琴子：失語症のグループ訓練. 聴能言語研，13（1）：1-11，1996

5）中村やす・野副めぐみ・小林久子ほか：失語症グループ訓練における心理・社会的側面の評価の試み―長期経過を通して. 失語症研，18（3）：234-242，1998

6）Wepman, J.M.：Recovery from Aphasia, Ronald Press, 1951

7）Schuell, H., Jenkins, J.J., Jiménez-Pabón, E.：Aphasia in Adults：diagnosis, prognosis, and treatment, Harper & Row, 1964

8）Schuell, H.：Aphasic difficulties understanding spoken language. *Neurology*, 3（3）：176-184, 1953

9）Brookshire, R.H.：The role of auditory function in rehabilitation of aphasic individuals. Wertz, R.T., Collins, M. eds.：Clinical Aphasiology Conference

Proceedings 1972 Clinical Aphasiology Conference, 1976

10）Brookshire, R.H.：An Introduction to Aphasia, 2nd ed., BRK Publications, 1978

11）Chapey, R. ed.：Language Intervention Strategies in Adult Aphasia. Williams & Wilkins, 1981.（横山　巌・河内十郎監訳：失語症言語治療の理論と実際, 創造出版, pp.115-116, 137-140, 279-296, 1984）

12）種村　純：遮断除去法. 失語症研, **18**（2）：112-120, 1988

13）笹沼澄子・綿森淑子・福迫陽子ほか：失語症の言語治療, 医学書院, p.70, 1978

14）鹿島晴雄：高次脳機能障害のリハビリテーションにおける"機能系の再編成"—Luriaとその学派の理論. 認知リハ, **1**（1）：2-7, 1996

15）本田梨佐・大塚裕一・宮本恵美ほか：発症より長期経過しているにも関わらず仮名文字形態想起能力が向上した一例—機能再編成法に基づいて. 高知リハ学院紀, **9**（28）：61-66, 2008

16）吉野俊彦：罰の効果とその問題点—罰なき社会をめざす行動分析学. 心理学ワールド, **8**：5-8, 2018

17）佐藤正之・田部井賢一・織田敦子ほか：本邦におけるメロディックイントネーションセラピーの現況—MIT全国実態調査. 高次脳機能研, **43**（1）：33-38, 2023

18）関　啓子・杉下守弘：メロディックイントネーション療法によって改善のみられたBroca失語の一例. 脳と神経, **35**（10）：1031-1037, 1983

19）中川ゆり子・金田純平・林　良子ほか：Melodic Intonation Therapy（MIT）日本語版の有効性の検討—音響分析で捉えた発話特徴の変化. 言語聴覚研, **7**（3）：174-183, 2010

20）Sparks, R.W.：Parastandardized examination guidelines for adult aphasia. *Br J Disord Commun*, **13**（2）：135-146, 1978

21）伏見貴夫・辰巳　格：5章音韻機能の障害. 笹沼澄子編：言語コミュニケーション障害の新しい視点と介入理論, 医学書院, p.107, 2005

22）新貝尚子：認知神経心理学的アプローチにおける失語症治療の考え方. 高次脳機能研, **39**（3）：284-287, 2019

23）長塚紀子・吉田　敬：認知神経心理学的アプローチ—ロゴジェンモデルと評価の枠組み. コミュニケーション障害, **35**（1）：27-31, 2018

24）Morton, J.：Interaction of information in word recognition. *Psychol Rev*, **76**（2）：165-178, 1969

25）Ellis, A.W., Young, A.W.：Human Cognitive Neuropsychology, Psychology Press, 1988.（種村　純：言語モダリティ間相互作用に関する臨床神経心理学的研究, 風間書房, 1995）

26）佐藤ひとみ：臨床失語症学—言語聴覚士のための理論と実際, 医学書院, pp.129-131, 2001

27）中村　光・波多野和夫：呼称障害と意味セラピー—1　失語症例における

訓練効果研究. 総合リハ, **33**（12）：1149-1154, 2005

28）Howard, D.：Assessment and therapy for disorders of word retrieval：the contribution of cognitive neuropsychology. コミュニケーション障害学, **22**：18-24, 2005

29）津田哲也：発話条件が発語失行を伴う失語症者の構音・アクセントパターンに与える影響―音声学・心理学的側面からの予備的検討. 人間と科学, **18**（1）：45-50, 2018

30）滝沢　透：失文法患者に対する動詞の訓練. 失語症研, **20**（3）：202-210, 2000

31）Jones, E.V.：Building the foundations for sentence production in a non-fluent aphasic. *Br J Disord Commun*, **21**（1）：63-82, 1986

32）Mitchum, C.C., Haendiges, A.N., Berndt, R.S.：Treatment of thematic mapping in sentence comprehension：implications for normal processing. *Cogn Neuropsychol*, **12**（5）：503-547, 1995

33）土橋三枝子：文の発話障害に対するマッピング訓練. コミュニケーション障害, **23**（1）：30-35, 2006

34）Rosenbek J.C., LaPointe, L.L., Weltz, R.T.：Aphasia：a clinical approach, Pro-ed, 1989

35）Lyon, J.G.：Drawing：its value as a communication aid for adults with aphasia. Aphasiology, **9**：33-50, 1995

36）Davis, G.A., Wilcox, M.J.：Chapey, R. ed. Language Intervention Strategies in Adult Aphasia, 1981.（横山　巌・河内十郎監訳：失語症言語治療の理論と実際, 創造出版, 1984）

37）Smith, A.：Speech and other functions after left（dominant）hemispherectomy. *J Neurol Neurosurg Psychiatry*, **29**：467-471, 1966

38）Rosner, B.S.：Recovery of function and localization of function in historical perspective. Stein, D.G., Rosen, J.J., Butters, N. eds.：Plasticity and Recovery of Function in the Central Nervous System. Academic Press, pp. 1-29, 1974

39）日本高次脳機能障害学会社会保険委員会失語症アウトカム検討小委員会；種村　純・小嶋知幸・佐野洋子ほか：失語症言語―治療に関する後方視的研究―標準失語症検査得点の改善とその要因. 高次脳機能研究, **32**（3）：497-513, 2012

40）永渕正昭：言語障害概説, 大修館書店, pp.232-234, 1994

41）Wertz, R.T., Weiss, D.G., Aten, J.L., *et al.*：Comparison of clinic, home, and deferred language treatment for aphasia：a Veterans Administration Cooperative Study. *Arch Neurol*, **43**：653-658, 1986

42）Brady, M.C., Kelly, H., Godwin, J., *et al.*：Speech and language therapy for aphasia following stroke. *Cochrane Database Syst Rev*, **5**：CD000425, 2010

〔参考図書〕

・中村　光：第3章検査・評価．言語聴覚士のための失語症学，医歯薬出版，2015

・石川裕治・草野嘉直：第3章失語症の臨床　Ⅰ．失語症のリハビリテーションの流れ，Ⅱ．失語症の評価．石川裕治編：言語聴覚療法シリーズ4　改訂失語症，建帛社，2012

・内山量史・森　淳一：第2章情報収集の項目と方法およびその解釈．深浦順一・爲数哲司・内山量史編：言語聴覚士のための臨床実習テキスト（成人編），建帛社，2017

・藤田郁代・森　淳一・畦上泰彦ほか：第6章言語聴覚療法．藤田郁代・北　義子・阿部昌子編：標準言語聴覚障害学—言語聴覚障害概論，医学書院，2022

・藤田郁代：第6章失語症の言語聴覚療法の全体像．藤田郁代・北　義子・阿部昌子編：標準言語聴覚障害学—失語症学，医学書院，2021

・植田　恵・東山真里：第3章評価・診断に用いる検査　1スクリーニング—成人の言語聴覚障害のスクリーニング，2各領域において必要とされる検査　1言語・認知系（成人）．深浦順一・植田　恵編：9標準言語聴覚障害学—言語聴覚療法評価・診断学，医学書院，2019

・鈴木　勉：第Ⅱ章失語症の評価と訓練．鈴木　勉編：失語症訓練の考え方と実際—新人STへのヒント，三輪書店，2019

・大塚裕一・都築澄夫監修：明日からの臨床・実習に使える言語聴覚障害診断—成人編，医学と看護社，2020

・物井寿子：ブローカタイプ（Schuell Ⅲ群）失語患者の仮名文字訓練について—症例報告．聴覚言語障害，5：105-117，1976

・Chapey, R. ed.：Language Intervention Strategies in Adult Aphasia, Williams & Wilkins, 1981.（横山　巌・河内十郎監訳：失語症言語治療の理論と実際，創造出版，pp. 279-296，1984）

・中村　光：認知神経心理学的枠組みに基づく失語症臨床の理論と実際．言語聴覚研，16（2）：74-80，2019

・小嶋知幸編著：なるほど！　失語症の評価と治療，金原出版，2010

・小嶋知幸：失語症セラピーにおける認知神経心理学的アプローチについて．認知神科学，11（1）：59-67，2009

・藤田郁代：統語障害—日本語の失文法．高次脳機能研，33（1）：1-11，2013

・種村　純編著：失語症臨床標準テキスト，医歯薬出版，2019

・宮本恵美著：言語聴覚士ドリルプラス失語症，診断と治療社，2019

・竹内愛子・河内十郎編：脳卒中後のコミュニケーション障害　改訂第2版，協同医書出版，2012

・藤田郁代監修：失語症学，第3版，医学書院，2021

・波多野和夫・中村　光ほか：言語聴覚士のための失語症学，医歯薬出版，2002

・山鳥　重：神経心理学入門，医学書院，1985

【第3章　まとめ】
- ●3つの障害に対するアプローチにはどのようなものがあるか。
- ●失語症の総合検査のそれぞれの特徴はどのような点か。
- ●失語症の総合検査と掘り下げ検査の目的の違いは何か。
- ●失語症の機能訓練にはどのようなものがあり，それぞれの特徴はどのような点か。
- ●失語症のADL訓練にはどのようなものがあるか。
- ●失語症の予後に関係している要因はどのようなものがあるか。

第4章
失語症の環境調整

【本章で学ぶべきポイント】

- 失語症者の心理的問題と社会的問題
- 失語症者を抱える家族の心理的問題と社会的問題
- 各期における援助の違い
- 失語症者の社会復帰の現状と課題
- 失語症の友の会の存在意味

I 失語症の心理的・社会的問題

障害受容の諸段階
ショック期,否認期,混乱期(「怒り・うらみ」と「悲嘆・抑うつ」),解決への努力期,受容期の5段階[1] がある。これらは一直線に進むものでなく,「逆行」や「行きつ戻りつ」もある。

　失語症は身体の障害とは異なり,「目に見えない」障害である。当事者は,自身が伝えたいことがあっても,ことばでうまく伝えられない。また,聞いた内容も十分に理解できないことも多い。このような状態は,一般の人々には想像しがたいであろう。加えて,発症年齢も小児から高齢者までと幅が広く,各年齢,個々人に応じた問題を抱えることになり,それぞれで受容過程も異なる。障害受容の諸段階などを基に,当事者・家族が今どのような心理状態なのかを考え,適切なかかわりや支援を提供しなければならない。

① 失語症者や家族の心理的問題

　当事者・家族の中には，「失語症」ということばを初めて耳にする人も多いと推察する。聞いた経験がある人でも，どのような症状を呈するのか詳細を知っている人は少ないと思われる。

　思いがけず「失語症」となった当事者はどのような病気か，その詳細を理解できない状況下で，急性期・回復期・生活期を過ごしていくことになる。また当事者および家族の年齢，性格，環境の変化などがそれらの時期に加わることで当事者や家族の心理的問題は変化していく。

1）失語症者の心理的問題

　失語症はある日，突然の病や事故などのけがで予期もせず生じる。当初の意識障害から意識が戻った後も自身に起きている状況を理解することが難しい。自分の現状を問うことも理解できない場合も多くの場面で認められる。そのため，自分は今どのような状態なのか，これからどうしたらよいのかも判断できず，強い不安に襲われるという心理状態になる（図4-1）。

　例えば，失語症者は医師から「まずは検査をしてみましょう」という指示で検査を受けることは可能である。しかし，検査結果をことばのみで説明されても理解できないことは容易に想像ができる。

　言語機能面の検査場面でも絵の理解は可能だが，ことばが想起できない

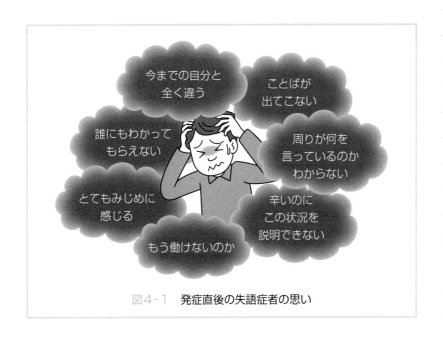

図4-1　発症直後の失語症者の思い

場合は「頭ではわかっているがことばが出てこない，やはり話せない」「こんな簡単なことばがなぜ言えない」など自身を心理的に追い詰めることとなり，自信を喪失することになる。時には，評価や言語訓練を拒否してしまう人もいる。

　急性期・回復期では言語機能面や身体面の回復が著しく認められるが，その後，穏やかな回復となる時期に差しかかると「もうこれ以上，よくならない」と限界を感じ始める当事者も多い。その感じ方は発症年齢，病前の性格，それまでの物事に対する価値観，家庭や職場での役割，重症度など，個々で異なる。このように，当事者が抱える心理的変化を言語聴覚士は常に意識しておく必要がある。

2）家族の心理的問題

　家族は身内の突然の発症に混乱し，今後の生活，将来などへの不安が一気に押し寄せてくる（図4-2）。「失語症」と診断を受けた後も理解できず，どのように失語症者に接してよいかもわからない。また，祖父母，配偶者，子どもといった家族の誰が発症したかによっても抱える悩みや問題は変化する。例えば，子どもが失語症となった場合，将来設計はどうなるのか，親が亡くなった後，どのように生活していくのかという心配事が生じる。就労する人が失語症となった場合は，将来の経済的基盤の見通しが立たなくなってしまう場合も想定される。そのような場合，どのように収入を安定させていくか考える必要がある。家族の誰かが仕事と家事すべての負担を1人で抱え込むことになるという問題も生じ得るし，就労可能な年齢の

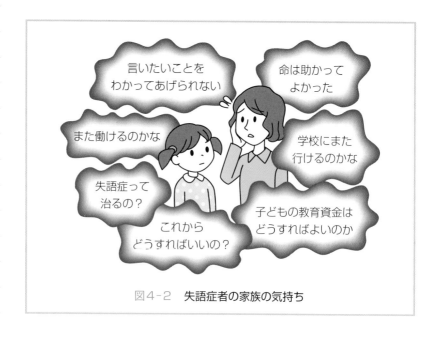

図4-2　失語症者の家族の気持ち

子どもの場合には，このまま学校を続けられるのだろうかなど家族で検討すべき事項が増える。このように，それまで過ごしていた生活とは，全く異なる問題を抱えることになる。家族の心理的問題は当事者への訓練などにも影響を与えるため，早急に解決を図る必要性がある。

　そのような不安な日々の中で家族はこれから当事者を支えていく重要な役割も担う。急性期・回復期であれば，言語症状がどのくらい回復できるのか，家族にとっては未知の部分である。しかし，病前と全く同じ状態に戻るのは難しい場合が多く，そのことに当事者も家族も徐々に気づき始める。さらには当事者は脳の障害により怒りやすくなる，疲れやすくなる，落ち込むなどの症状によって，家族にあたってしまうこともよく認められる。「全国失語症友の会連合会」の2013年の調査では，「家族としては患者のどのような状態にストレスを感じるか」という質問に対して，「意思の疎通がないこと」「怒りっぽいこと」が多かったと報告されている[2]。このような状況が，家族との関係を不安定にすることも考えられる。

　以上のような事態も起こり得るということを事前に言語聴覚士は家族に対し説明して，理解をしてもらう必要がある。ただし，その説明を行う時期は，必ず家族の心理的な状態を確認してから決定していく必要がある。

② 失語症者や家族の社会的問題

　「失語症」は，発症前まで問題なく他者や家族ととれていたコミュニケーション面に問題をもたらす。その結果，社会参加が困難となる場面が多々生じる。職に就いていた人であれば，職場復帰が重要課題となる。そのためには当事者・家族ともどのような社会保障があるのかを知る必要性がある。今後，当事者はその言語障害とともに社会の中でどのように生きていくのかが課題となる。

1）失語症者の社会的問題

　失語症という言語機能の障害は，世間一般的にはあまり知られていない。失語症の名称を知る人であっても，その症状は正確に理解されていないことが多い。具体的には，「失語症」という名称だけで判断し「ことばが話せない」人ととらえ，世間の多くの人にはことばの理解面にも障害をきたしているとは認知されていないと推測される。また，身体的な障害がない場合，周囲の人は病前との変化に気づかず，当事者に以前のように話しかけるが，会話が成立せず，これまでどおりのコミュニケーション方法では会話が楽しめないことになる。また，失語症は，認知症や記憶障害と混同

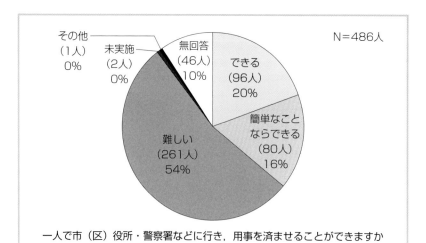

一人で市（区）役所・警察署などに行き，用事を済ませることができますか

図4-3　失語症の人の生活のしづらさ

出典）全国失語症友の会連合会：「失語症の人の生活のしづらさに関する調査」結果報告書，p.30，36，2013

社会モデル
心身の機能障害がある個人の問題として障害をとらえる「医学モデル」に対して，「社会モデル」では，障害とは単に個人内に存在する障害ではなく，社会によって障害が与えられるととらえる。

されることも多々ある。

　情報の収集がうまく行えなくなることもある。例えば，新聞で情報を得ていた当事者は，発症後新聞を読んでも部分的にしか理解できないことが多く，社会情勢の情報も取得することが難しくなり，社会から次第に孤立することも予測される。

　このような状況を想像すると，外出を控える当事者が多く存在することも理解できる。2013年度の全国失語症友の会連合会「失語症の人の生活のしづらさに関する調査」結果報告書[3)] によると，「一人で市（区）役所・警察署などに行き，用事を済ませることができますか」という質問に対して，54％（261人）の人が「難しい」と回答していた。また「行ったことがない」という回答もあり，失語症になってから役所などの場所へ行く機会がないことが推測された（図4-3）。この結果からも「失語症」という症状が社会参加に大きく影響を与えていることは明白である。社会からの孤立を避けるために「社会モデル」の考え方が重要となる。

　失語症者における「社会モデル」では，コミュニケーションによって，心理的・社会的ニーズを満たす方法を考える。コミュニケーションが成立すると，精神的にも安定し，社会参加も可能となり，QOL（生活の質）も保障される。「社会モデル」に対する理解の促進は，内閣府の「ユニバーサルデザイン2020行動計画」にもあげられている。その行動計画の中で具体的に取り組む内容として，「心のバリアフリー」がある。これは様々な心身の特性や考え方をもつすべての人々が，相互に理解を深めようとコミュニケーションをとり，支え合うこととされている。この実現のために

表4-1　「心のバリアフリー」を体現するためのポイント

①障害のある人への社会的障壁を取り除くのは社会の責務であるという「障害の社会モデル」を理解すること。
②障害のある人（およびその家族）への差別（不当な差別的取扱いおよび合理的配慮の不提供）を行わないよう徹底すること。
③自分とは異なる条件をもつ多様な他者とコミュニケーションを取る力を養い，すべての人が抱える困難や痛みを想像し共感する力を培うこと。

※上記③の力については，中でも障害のある人の尊厳を大切にし，合理的配慮を行うことができる力を身につけるために，障害についての基礎的知識や障害の状態に応じた接し方（身体障害者補助犬を同伴した人および身体障害者補助犬に対する接し方を含む）の基本の習得に取り組むべきである。
　特に，情報を「受け取る」「理解する」「伝える」の各段階において障害のある人がいることを十分に理解した上で，情報保障を行うなど，そうした人が排除されることのないような社会を創りあげていく必要がある。

出典）内閣府：令和元年版障害者白書，2019

は，一人ひとりが具体的な行動を起こし継続することが必要となり，その重要なポイントが3点あげられており，その1つが，「障害の社会モデルを理解すること」である（表4-1）。

2）家族の社会的問題

　家族は自宅に戻ってから当事者をどのように支えていけばよいのか，当事者が通うことができる地域の場はどのようなところがあるのかなどの情報を得られない場合が多々ある。必要なときに失語症に関連する障害福祉サービス（図4-4）などの情報が得られないことも想像される。現在はインターネットの普及により，容易に調べることはできるが，適応できるかどうかは家族の判断では難しく，それに加え，社会保障を受けるためには自ら申請しなければならない。このような場合も想定して，事前に入院中にケースワーカーなどから社会資源情報を得ておく必要性がある。

　失語症に関連する障害者手帳である身体障害者手帳（表4-2）の等級は3級ないし4級であり，障害年金の受給対象（図4-5）とならない場合が多い。失語症だけではなく，言語機能面に障害がある場合もこのような等級となる。現在では，ことばが全く表出できない，理解もできない重

♪「障害者の権利に関する条約」での位置づけ ♪♪

　「障害の社会モデル」の考え方は，2006年に国連総会において採択された「障害者の権利に関する条約（障害者権利条約）」に示されている。日本では，これを2014年に批准しており，この考え方に基づく対応が法的にも求められている。

　特に2016年4月から施行された「障害者差別解消法」は，この考え方に基づき，国・地方公共団体・事業者に対して，不当な差別的扱いの禁止や合理的配慮の提供を求めている。

障害者の権利に関する条約（障害者権利条約）
障害者の権利を実現するために国がすべきことを定めた国際的な約束である。障害者の人権や基本的自由を守るための約束であり，条約を批准した国にはその約束を守ることが求められている。

障害者差別解消法
正式な法律名は「障害を理由とする差別の解消の推進に関する法律」である。通常，標題の略称で呼ばれる。

障害者手帳
障害者手帳は，身体障害者手帳，療育手帳，精神障害者保健福祉手帳の3種の手帳を総称した一般的な呼称である。制度の根拠となる法律などはそれぞれ異なるが，どの手帳を持っていても障害者総合支援法の対象となり，様々な支援策が講じられる。また，自治体や事業者が独自に提供するサービスを受けられることもある。

障害年金
障害年金は，病気やけがによって生活や仕事などが制限されるようになった場合に現役世代も含めて受け取ることができる年金である。障害年金には，2種類あり，医師などの診療を受けた際に国民年金に加入していた場合は「障害基礎年金」，厚生年金保険に加入していた場合は「障害厚生年金」を請求できる。

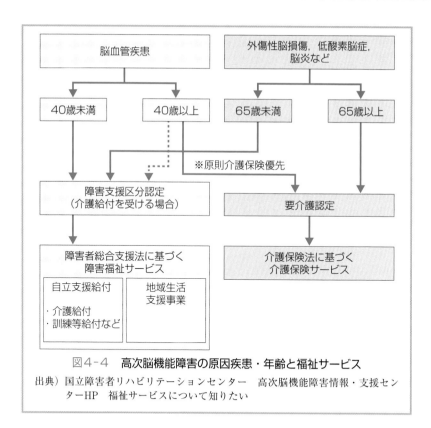

図4-4　高次脳機能障害の原因疾患・年齢と福祉サービス

出典）国立障害者リハビリテーションセンター　高次脳機能障害情報・支援セン
　　　ターHP　福祉サービスについて知りたい

表4-2　障害者手帳について

	身体障害者手帳	療育手帳	精神障害者保健福祉手帳
根　拠	身体障害者福祉法（昭和24年法律第283号）	療育手帳制度について（昭和48年厚生事務次官通知）※通知に基づき，各自治体において要綱を定めて運用	精神保健及び精神障害者福祉に関する法律（昭和25年法律第123号）
交布主体	・都道府県知事 ・指定都市の市長 ・中核市の市長	・都道府県知事 ・指定都市の市長 ・児童相談所を設置する中核市の市長	・都道府県知事 ・指定都市の市長
障害分類	・視覚障害 ・聴覚・平衡機能障害 ・音声・言語・咀嚼障害 ・肢体不自由（上肢不自由，下肢不自由，体幹機能障害，脳原性運動機能障害） ・心臓機能障害 ・腎臓機能障害 ・呼吸器機能障害 ・膀胱・直腸機能障害 ・小腸機能障害 ・HIV免疫機能障害 ・肝臓機能障害	・知的障害	・統合失調症 ・気分（感情）障害 ・非定型精神病 ・てんかん ・中毒精神病 ・器質性精神障害（高次脳機能障害を含む） ・発達障害 ・その他の精神疾患
所持者数	4,842,344人[*1]	1,249,939人[*1]	1,345,468人[*2]

＊1：令和4年度福祉行政報告例　＊2：令和4年度衛生行政報告例
出典）厚生労働省HP　障害者福祉　障害者手帳

度の失語症者であっても，障害が失語症のみの場合には，身体障害者手帳
の「3級」までしか認められない。多くの家庭では，家族が家計を支える
ことになる。加えて，退院後は介助，家事，日常生活を支えること，子ど
もの養育などを考えねばならない場合もあり，大きな負担になる。
　これらの問題を軽減するための社会保障制度として，介護保険による
サービスが存在する。そのほかにも，訪問リハビリテーションやデイサー

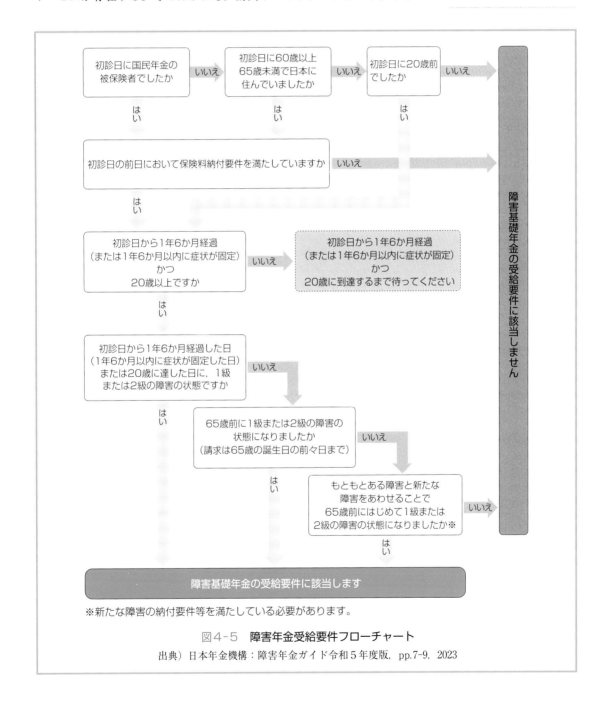

図4-5　障害年金受給要件フローチャート
出典）日本年金機構：障害年金ガイド令和5年度版，pp.7-9，2023

ビスなども活用できる。介護保険は通常，65歳以上の人を対象としている（第1号被保険者）が，就労世代の場合も40歳以上であれば，介護保険のサービスを活用することが可能である。介護保険第2号被保険者であれば，回復期退院後，障害福祉サービスの自立訓練（機能訓練）事業所で，就労や社会参加に有効なリハビリテーションを受けることができる（表4-3）。

　社会保障制度に関する問題以外にも，コミュニケーション障害により当事者が外出を嫌がる場合など，家族の社会的交流の場が減少することも多くなるであろう。後述するが，このような場合は言語障害のある人や，他の障害のある家族と交流することで心理的な安定を得られる可能性も高い。そして，様々な支援に関する情報を得ることができるかもしれない。失語症友の会などへの積極的な参加が望まれる。

表4-3　障害福祉サービス等の体系（介護給付・訓練等給付）

			サービス内容
介護給付	訪問系	居宅介護	者・児	自宅で，入浴，排泄，食事の介護等を行う
		重度訪問介護	者	重度の肢体不自由者または重度の知的障害もしくは精神障害により行動上著しい困難を有する者であって常に介護を必要とする人に，自宅で，入浴，排泄，食事の介護，外出時における移動支援，入院時の支援等を総合的に行う（日常生活に生じる様々な介護の事態に対応するための見守り等の支援を含む。）
		同行援護	者・児	視覚障害により，移動に著しい困難を有する人が外出するとき，必要な情報提供や介護を行う
		行動援護	者・児	自己判断能力が制限されている人が行動するときに，危険を回避するために必要な支援，外出支援を行う
		重度障害者等包括支援	者・児	介護の必要性がとても高い人に，居宅介護等複数のサービスを包括的に行う
	日中活動系	短期入所	者・児	自宅で介護する人が病気の場合などに，短期間，夜間も含めた施設で，入浴，排泄，食事の介護等を行う
		療養介護	者	医療と常時介護を必要とする人に，医療機関で機能訓練，療養上の管理，看護，介護および日常生活の世話を行う
		生活介護	者	常に介護を必要とする人に，昼間，入浴，排泄，食事の介護等を行うとともに，創作的活動または生産活動の機会を提供する
	施設系	施設入所支援	者	施設に入所する人に，夜間や休日，入浴，排泄，食事の介護等を行う

居住支援系	自立生活援助	者	一人暮らしに必要な理解力・生活力等を補うため，定期的な居宅訪問や随時の対応により日常生活における課題を把握し，必要な支援を行う
	共同生活援助	者	夜間や休日，共同生活を行う住居で，相談，入浴，排泄，食事の介護，日常生活上の援助を行う
訓練等給付 訓練系・就労系	自立訓練（機能訓練）	者	自立した日常生活または社会生活ができるよう，一定期間，身体機能の維持，向上のために必要な訓練を行う
	自立訓練（生活訓練）	者	自立した日常生活または社会生活ができるよう，一定期間，生活能力の維持，向上のために必要な支援，訓練を行う
	就労移行支援	者	一般企業等への就労を希望する人に，一定期間，就労に必要な知識および能力の向上のために必要な訓練を行う
	就労継続支援（A型）	者	一般企業等での就労が困難な人に，雇用して就労の機会を提供するとともに，能力等の向上のために必要な訓練を行う
	就労継続支援（B型）	者	一般企業等での就労が困難な人に，就労する機会を提供するとともに，能力等の向上のために必要な訓練を行う
	就労定着支援	者	一般就労に移行した人に，就労に伴う生活面の課題に対応するための支援を行う

出典）厚生労働省HP：障害福祉サービスについて．障害福祉サービスの概要（1 サービスに係る自立支援給付等の体系）

Ⅱ　各期の援助

　発症の時期により急性期・回復期・生活期（維持期）の3期に分けられ，各時期に応じて言語聴覚療法の提供体制（図4-6）やコミュニケーションの援助内容が異なる。

❶ 急性期のコミュニケーション援助

　急性期は容態が安定しない。意識障害や精神機能の低下，急変などが起こり得る可能性がある。そのため，言語聴覚士は体調の変化に十分配慮しながら，言語機能面の評価・訓練を実施する必要がある。

1）当事者・家族，病棟スタッフへの説明
　急性期では，言語聴覚士はリスク管理を行いながら，現状の言語機能を

介護老人保健施設
要介護者でその心身の機能の維持回復を図り，看護・介護，医学的管理の下における介護および機能訓練その他必要な医療ならびに日常生活上の世話を行うことを目的とする施設。

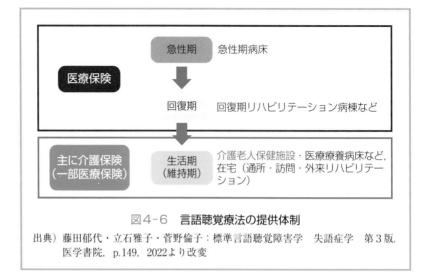

図4-6　言語聴覚療法の提供体制

出典）藤田郁代・立石雅子・菅野倫子：標準言語聴覚障害学　失語症学　第3版．医学書院．p.149，2022より改変

評価する。その上で当事者，家族，病棟スタッフなどに対し，障害に関する詳細な情報を提供し，理解を促す。併せて言語聴覚士は病棟の看護師，理学療法士，作業療法士など当事者にかかわる職種，家族に対して，今，本人とどうすればコミュニケーションをとれるのかという情報を提供し，助言する必要がある。特に急性期の重度失語症者への訓練・援助としては，関連職種や家族との情報共有が重要となる。

　急性期では，背景にある原因疾患，障害部位とその大きさ，言語障害の特徴などを基に，今後のある程度の予後予測，訓練内容やその期間についての見通しなどの説明も求められる。

2）コミュニケーションの方法

　それまで用いてきた音声言語でのコミュニケーションに固執せず，まずはコミュニケーション手段の確保を目指す。当事者にとって，どの手段が有効か検討するが，急性期は症状の把握，変化について大まかに確認する程度にとどめる。

　特に重度の失語症者には，発話でのやり取りに執着することなく，まずはYes-No反応を確立させるよう努める。答え方もうなずきなのか，指さし，またはジェスチャーなのか，どれを用いることができるのかを確認する。訓練以外のコミュニケーション場面でも活用できるよう，ベッドサイドやナースステーション前などの生活場面で訓練を実施することもある。

　失語症者は理解できないこともうなずき反応で済ましてしまい，そのまま，話が進んでしまうことも想像される。それを避けるために，言語聴覚士が「失語症」はどのような症状なのかを丁寧に当事者および家族，病棟スタッフに伝えていくことも最初にすべき援助である。

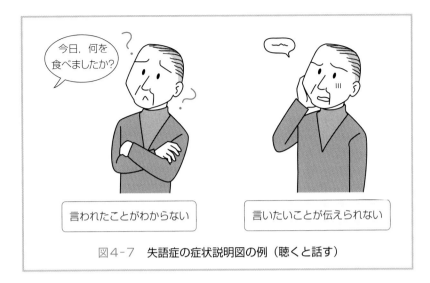

図4-7　失語症の症状説明図の例（聴くと話す）

　具体的には，「失語症」が言語に関する「聴く，読む，話す，書く」の
どれもが障害されている状態であることをわかりやすいことばや絵などを
用いて説明してもよい（図4-7）。それと同時に言語に関すること以外の
能力は保たれていることも伝える。

3）心理面のサポート

　急性期における長時間の働きかけは当事者を疲労させ，負荷を招いてし
まうため，配慮が必要となる。失語症になるという突然の出来事によって
動揺し，さらに生活の変化，今後の不安などで当事者・家族とも心理的な
負担が重くのしかかっている。言語聴覚士はそのような状況をしっかりと
受け止め，心理面へのサポートも必要であることを忘れてはいけない。

　説明する際に何をどこまでどの程度，どのような表現を用いて伝えるの
かが重要となる。この時期は抑うつ状態や拒否的な態度，自殺企図には十
分に注意して対応する必要がある。併せて，家族への心理的支援も決して
忘れてはならない。当事者の心理的なサポートを実施しながら，同時に家
族に対しても言語聴覚士は当事者の状態をしっかりと把握した上で，わか
りやすいことばを用いて丁寧に時間をかけて，家族に説明しないといけな
い。適切な接し方が求められる。また，病室での孤立感を深めないために
も看護師などの病棟スタッフと密に情報を交換し，環境整備への支援も行
う必要がある。

② 回復期のコミュニケーション援助

1）当事者・家族，病棟スタッフへの説明

回復期は全身状態も安定し，総合的な評価が可能となるため，個々の症状に応じたアプローチが可能となる。ここで，失語症と似た障害である構音障害，認知症とは異なることを家族や周囲に再度説明しておくことが重要となる（図4-8）。当事者に対し，話せないから口の体操をしてみてはどうかと，その障害に適さない対応を促す家族もいる。そのためこの時期には家族に対し，失語症と間違われやすい構音障害，認知症についても正しく伝える必要がある。

認知症は記憶など様々な高次脳機能が障害され，日常生活に支障をきたす状態であり，それらの症状が徐々に進行する疾患である。認知症では記憶の問題，状況判断に問題を認めるものの，失語症ではそれらの問題はないことを正しく伝える必要がある。

2）コミュニケーションの方法

訓練などでは当事者の趣味や興味のあるもの，新聞やニュースなども訓練教材として用い，社会への関心を引き出していく。また集団訓練にも参加してもらい，他の失語症者とのコミュニケーションの機会を増やし，個別訓練のみならず応用練習も加えていく。加えて，退院後の生活を想定した実用的なコミュニケーション訓練も実施する。そして，可能であれば，

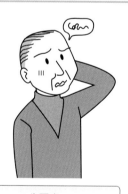
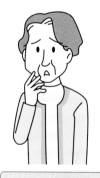

失語症	構音障害
・ことばが出ない ・相手の声は聴こえるが，何を言っているのかわからない	・思ったような声が出せない ・唇や舌が思うように動かない

図4-8　失語症と構音障害の違い

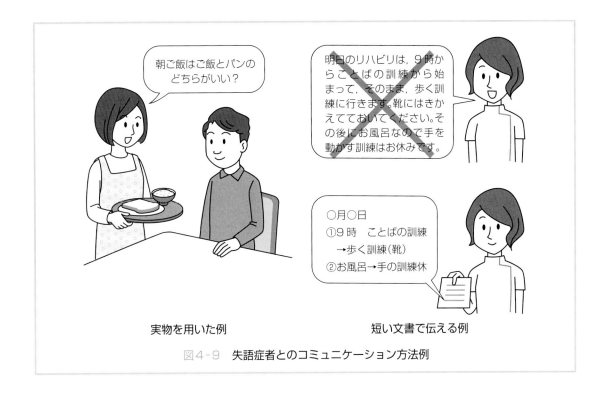

図4-9　失語症者とのコミュニケーション方法例

その中で家族にもコミュニケーション方法を習得してもらう。例えば，短い文章で身振りなども使いながら話しかけるとより理解が促進されることなどを実際に実施しながら，家族にその方法を習得してもらう。当事者に話しかける際には，カレンダーや会話ノートなどの視覚的手がかりを提示しながら，話しかけてもらうように周囲の病院スタッフにも伝えるとよい。

　失語症者と会話をするときの気をつけるポイントとしては，実物，文字（できるだけ漢字を用いる），絵，身振り，ジェスチャーなどの視覚的手がかりを用いること，短い文書で伝えることが重要となる（図4-9）。その際，落ち着いた環境でゆっくりと目を合わせて話しかけるとよいことを家族やスタッフにも伝える。

3）心理面のサポート

　中には当事者を子ども扱いしてしまう家族もいる。そのような対応は，当事者の自尊心を傷つけてしまうことにもなることを併せて説明する。回復期は障害の理解が当事者も家族も進むため，今後のことを不安に思い，深く落ち込む時期でもある。当事者に対しては，症状が理解でき始めたということは「よくなってきた証拠である」という点を伝え，回復してきた部分を伝えたほうがよい。この時期は抑うつ症状，訓練が思ったようにできず回復への焦りや，家族に自ら話しかけても理解してもらえないことな

易怒性
怒りやすいこと，些細な刺激で怒りの感情が誘発されやすいこと。脳障害のため持続的に出現することもあるが，身体的・心理的・状況的原因などで一時的にそうなることもある[4]。

終末期
終末期とは，以下の3つの条件を満たす場合をいう[5]。
①医師が客観的な情報を基に，治療により病気の回復が期待できないと判断すること。
②患者が意識や判断力を失った場合を除き，患者・家族・医師・看護師などの関係者が納得すること。
③患者・家族・医師・看護師などの関係者が死を予測し対応を考えること。

障害者総合支援法
正式な法律名は「障害者の日常生活及び社会生活を総合的に支援するための法律」である。2005年に制定された「障害者自立支援法」の2012年の改正時に，法律名も現在のものに改正された。

どがあると，相手に対して怒ってしまうことがある。このような場合も病棟スタッフ，リハビリテーションスタッフなどと連携をとり合うことが重要である。怒ることが多くなったなど変化が認められた場合は，当事者が今，どのような状況に陥っているのかについて説明するとともに，家族の思いも聴取する必要がある。そして，易怒性の原因として，脳の障害が影響していることなど，理解を促す必要がある。

4）退院後に向けた援助

　この時期には社会復帰に関することも検討する必要がある。まず，当事者にわかりやすく説明し，希望を聞く，同意を得るなどが重要である。社会復帰の方向性が決まると，それに向けた環境整備や家族指導を行う。当事者や家族の心理面に配慮しつつ，社会復帰に向けた訓練内容，自主課題なども伝える。また，当事者の症状に応じて，コミュニケーションの補助機器なども紹介し，物的環境も整えていく。

③ 生活期のコミュニケーション援助

　生活期のコミュニケーション援助として，まず「生活機能」を的確に評価することが重要となる。言語機能の維持向上を目指すことに加え，「実用レベル」のコミュニケーション方法の獲得に向けた訓練，指導，環境調整，社会参加促進も含めた幅広い訓練立案，援助が必要となる。生活期は急性期・回復期と異なり期間の区切りがない。つまり，「終末期」にいたるまでの継続的・間欠的な援助が必要となる。近年では，言語聴覚士を中心とした失語症に特化したデイサービスも開設されているが，生活期の失語症者を支援するためには，取り巻く社会や環境整備がより一層重要となる。

　失語症者が安心して地域社会で生活できるためには，「失語症会話パートナー」（図4-10）が必要であるという考えにより，2000年に「NPO法人言語障害者の社会参加を支援するパートナーの会　和音」が失語症会話パートナー養成講座を開講した。その後，自治体での取り組みが始まり，地域包括ケアシステム（図4-11）や障害者総合支援法（図4-12）に基づいた会話パートナー養成も行われている。失語症会話パートナー養成講座では，失語症の人と接する人であれば誰でも講座を受けることができる。失語症者とのコミュニケーションの方法は，書籍などを参考にしても実際の会話ではうまくいかないことが多い。この養成講座の受講により，失語症者との会話練習や実習，ロールプレイも行うことによりコミュニケー

NPO：non-profit organization

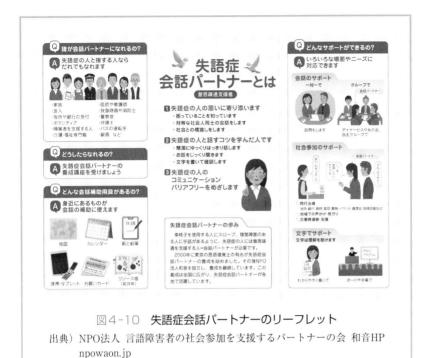

図4-10　失語症会話パートナーのリーフレット

出典）NPO法人 言語障害者の社会参加を支援するパートナーの会 和音HP
　　　npowaon.jp

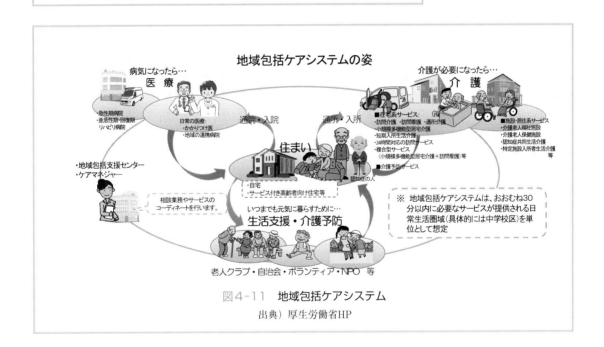

図4-11　地域包括ケアシステム

出典）厚生労働省HP

ション方法を身につけることができる。

　　失語症会話パートナー講座では，前述のような失語症者との実践練習を
通じ，失語症者との会話の橋渡しをする方法を学ぶ。国際生活機能分類
（ICF）に照らして整理すると，「活動と参加」に関与していることになる（図

ICF：International Classification of Functioning, Disability and Health

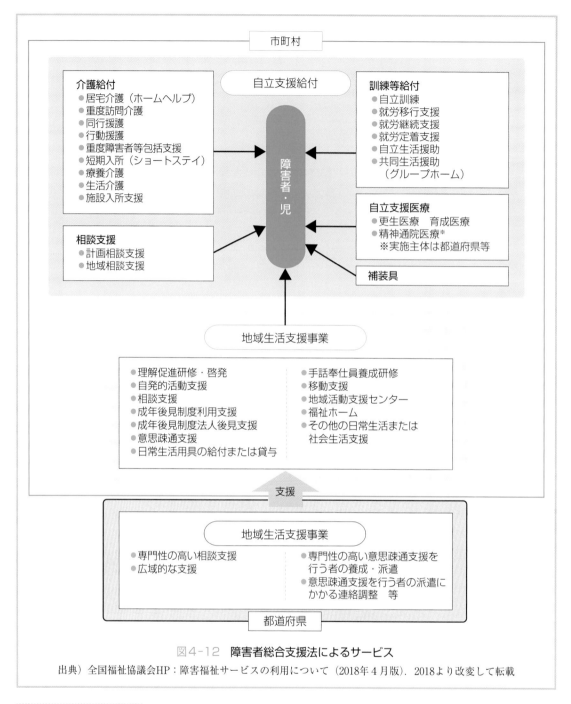

図4-12　障害者総合支援法によるサービス

出典）全国福祉協議会HP：障害福祉サービスの利用について（2018年4月版）．2018より改変して転載

4-13)。失語症会話パートナーの役割は緊急時の警報などを失語症のある人に伝達することや地域社会で失語症についての理解を促進する，周囲の人からの情報を失語症のある人にわかりやすく伝えるなどである。

　失語症のある人への支援の動きについてであるが，2013年の障害者総合支援法施行後3年後の見直し対象として「手話通訳等を行う者の派遣やそ

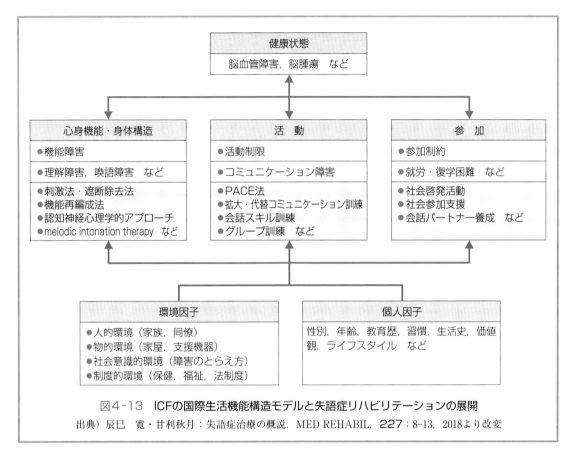

図4-13　ICFの国際生活機能構造モデルと失語症リハビリテーションの展開
出典）辰巳　寛・甘利秋月：失語症治療の概説．MED REHABIL，**227**：8-13，2018より改変

表4-4　失語症者向け意思疎通支援事業概要

（1）失業者向け意思疎通支援者の養成
・失語症者向け意思疎通支援者養成カリキュラム（平成28年度策定）の必須科目（講義8時間，実習32時間）を基本として，支援者の要請を実施する
（2）失語症者向け意思疎通支援者の派遣
・失語症者が参加する会議，失語症者のために行われる催し物，団体活動および失語症者の外出時に支援が必要な場面について派遣を実施する
（3）留意事項
・養成カリキュラムについては，各地域の状況や利用者ニーズに応じて，各自治体において一部構成を変更することも可能
・各地域における言語聴覚士協会や失語症関係団体と連携を図り事業の円滑な実施に努めること
・失語症者の集まるサロンを開催し，実地研修および失語症者の個別ニーズの聞き出しの場として活用するよう努めること

失語症者向け意思疎通支援者
失語症者の多様なニーズや場面に応じた意思疎通支援を行うために必要なコミュニケーション技術を習得している者。

の他の聴覚，言語機能，音声機能その他の障害のために意思疎通に支障がある障害者等に対する支援の在り方」をテーマに社会保障審議会障害者部会にて議論された。さらに厚生労働省の通知により，失語症者向け意思疎通支援者養成事業（表4-4）が都道府県必須事業として2018年度から開始され，2019年度からは意思疎通支援者派遣事業（図4-14）が始まった。

　それにより，失語症者向け意思疎通支援者養成研修事業として「専門性の高い意思疎通支援を行う者の養成研修事業（都道府県必須事業）」の対象が拡充された。失語症者向け意思疎通支援事業では「失語症など障害種別ごとの特性やニーズに配慮したきめ細かな見直しを行うべき」とされた[5]。このことを踏まえ，支援者養成カリキュラムの検証を行い，2016（平成28）年度にカリキュラム（表4-5，表4-6）が作成された[6]。失語症者向け意思疎通支援事業では，自治体，言語聴覚士会，失語症友の会などの連携が必須である。この事業では，養成講座の事業の実施，派遣のコーディネートと実施，失語症サロンの開催が必要となる。失語症友の会など

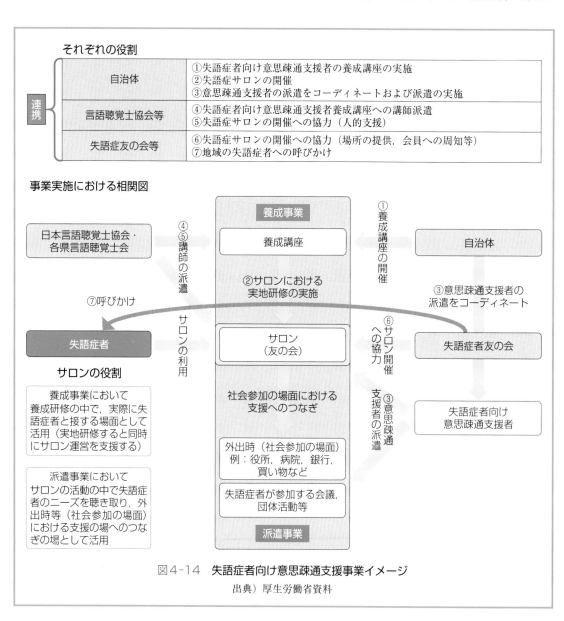

図4-14　失語症者向け意思疎通支援事業イメージ
出典）厚生労働省資料

表4-5　失語症者向け意思疎通支援者養成カリキュラム養成目標，到達目標
【必須科目（40時間）】

養成目標	失語症者の日常生活や支援のあり方を理解し，1対1のコミュニケーションを行うための技術を身につける。さらに，日常生活上の外出に同行し意思疎通を支援するための最低限必要な知識および技術を習得する
到達目標	失語症者との1対1の会話を行えるようになり，買い物・役所での手続きなどの日常生活上の外出場面において意思疎通の支援を行えるようになる

【選択科目（40時間）】

養成目標	多様なニーズや場面に応じた意思疎通支援を行うために，応用的な知識とコミュニケーション技術を習得するとともに，併発の多い他の障害に関する知識や移動介助技術を身につける
到達目標	電車・バスなどの公共交通機関の利用を伴う外出や，複数の方への支援，個別訪問などの場面を想定し，失語症者の多様なニーズに応え，意思疎通の支援を行えるようになる

出典）厚生労働省HP：失語症者向け意思疎通支援者の養成カリキュラム等について

表4-6　失語症者向け意思疎通支援者養成カリキュラム必須科目，選択科目
【必須科目（40時間）】

形　態	教科名	時間数	講義担当職種例
講　義	失語症概論	2	・言語聴覚士
講　義	失語症のある人の日常生活とニーズ	1	・失語症者 ・失語症者の家族 ・言語聴覚士
講　義	意思疎通支援者とは何か	0.5	・言語聴覚士
講　義	意思疎通支援者の心構えと倫理	0.5	・言語聴覚士
講　義	コミュニケーション支援技法Ⅰ	4	・言語聴覚士
実　習	コミュニケーション支援実習Ⅰ	18	・言語聴覚士
講　義	外出同行支援	1	・言語聴覚士
実　習	外出同行支援実習	8	・言語聴覚士
講　義	派遣事業と意思疎通支援者の業務	1	・行政職員 ・有識者 ・言語聴覚士
講　義	身体介助の方法	2	・理学療法士 ・作業療法士
実　習	身体介助実習	2	・理学療法士 ・作業療法士

【選択科目（40時間）】

形　態	教科名	時間数	講義担当職種例
講　義	失語症と合併しやすい障害について	1	・言語聴覚士
講　義	福祉制度概論	1	・行政職員 ・有識者 ・言語聴覚士
講　義	コミュニケーション方法の選択法	2	・言語聴覚士
実　習	コミュニケーション方法の選択法	10	・言語聴覚士
講　義	コミュニケーション支援技法Ⅱ	4	・言語聴覚士
実　習	コミュニケーション支援実習Ⅱ	22	・言語聴覚士

出典）厚生労働省HP：失語症者向け意思疎通支援者の養成カリキュラム等について

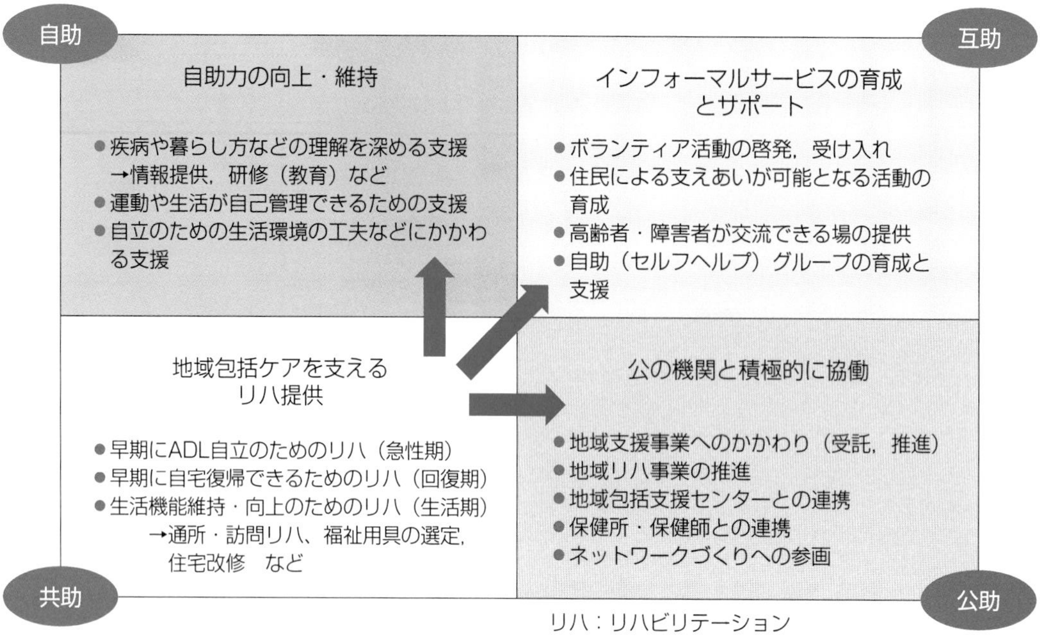

図4-15　リハビリテーションが担えること

出典）厚生労働省老健局：「地域包括ケアシステムについて」平成25年6月13日資料

の協力を得て，失語症サロンが開催されている。この事業は開始されてから間もないため，養成講座開設地域の偏り，地域差，派遣の業務内容などの課題はあるが，失語症者が地域社会で活動できる場が広がることが期待できるたいへん重要な事業である（図4-14）。以上述べた活動は，リハビリテーションが担える自助，共助，互助，公助の考え方を基本としている（図4-15）。

Ⅲ　周囲へのアプローチと社会復帰

当事者の社会復帰を考えるには，本人がどのようにしたいのか，これからどのような人生を送りたいのかを知ることが重要である。しかし，当事者は自分の思いをことばで正確に伝えることに困難をきたす場合が多く，そのため，言語聴覚士が現時点で活用できるコミュニケーション方法を用い，当事者の思いを引き出すことが重要である。

①社会復帰の現状と課題

当事者は日中，家族が学校や職場などに出かけることで，一人で過ごすことも多くなるかもしれない。そのため，地域のデイケアなどを利用した場合でも失語症は「見えない障害」であるため，周囲の人には理解してもらえないことが予測される。通所リハビリテーション（デイケア）などでは，当事者が自ら話しかけることもなく，他者が話しかけても返答が少ないため，コミュニケーションを図るのはスタッフのみとなり，一人で時間を過ごしている姿を見かける。

社会復帰に関しては，重症度はもちろんのこと，病前・病後の活動性，趣味，周囲とのかかわり，これまでの地域とのかかわりなど様々な側面を基に考える必要性がある。今後，長く時間を過ごす地域ではどのような活動をしているのか，どのような人が周囲で生活しているのかが大切な情報となる。

②家庭復帰

失語症が重度であっても家族のかかわり方によっては，その行動範囲は広がる。その場合，家族にどれだけコミュニケーションのとり方や接し方を理解し実践してもらえるかが重要となる。家庭復帰においては「趣味」などを通して，「生きがい」を見つけられるかどうかが充実した生活を送るポイントのひとつである。病前に働いていた人であれば，家で時間を過ごすことに慣れておらず，どのように時間を使ってよいかがわからないという訴えもよくある。言語機能維持という観点からも言語課題を日々実施することもよい。その際，日常生活に直結している課題を用いる。当事者が退院後，家庭で送る生活をイメージし，コミュニケーションが必要となる場面，対象者，用いることができる手段を入院中に想定し，シミュレーションすることが重要となる。

家庭復帰の場合は家庭での一人の時間を減らし，コミュニケーションの機会を増やしていくことが重要となる。失語症のある人が意思疎通に関連して困ることは，2013年の「失語症の人の生活のしづらさに関する調査」結果報告書[3]によると，情報の入手・発信手段では，「病後，パソコンが使えなくなった」「新聞や市報は見出しだけ，見出しも難しい」「はがきや手紙を読む，書いて出すことは一人で難しい」ことがあげられた。また，地域生活においては「病後初めての場所に一人で行くことは難しい」「買

通所リハビリテーション（デイケア）
利用者が可能な限り自宅で自立した日常生活を送ることができるよう，通いで食事や入浴など，生活機能向上のための機能訓練や口腔機能向上サービスなどを日帰りで提供する。

い物や飲食店での注文が難しい」「医師や薬剤師の説明がわからなくても何もしない」「お釣りの計算は自信がない，難しい」ことであった。これらの点に考慮しながら，外出もできない環境で家に閉じこもっている状況は避け，可能な限り社会参加を促すことがQOLの視点からも重要となる。

③ 職場復帰

　病前に働いていた当事者にとっては，職場復帰は大きな課題である。日本高次脳機能障害学会が2016年に行った調査では，失語症者の職場復帰率は8.2%であった[7]。

　上下肢に障害がある人の場合は，身体障害者手帳を保持しているため，障害者雇用の枠での就労が可能である。失語症者の場合は，障害者手帳も3，4級までしか取得できないという制限があるため，障害者雇用には結びつきにくい。このように，軽度の失語症者においては障害者手帳等級が存在せず，不利益を被っているのが実状である。障害者就労では，障害当事者の障害特性により個別の支援が重要である。そのためにはまず，職場内で生かすことができる能力を知ってもらわないといけない。

　失語症者の就労に関しては，同じ職場に戻る場合でも異なる場所に就職する場合でも周囲の理解が求められる。失語症者は状況判断力が残存しているため，病前とは異なるような仕事内容を任せられることにより，心理的に落ち込む場合も想定される。また，復帰後，与えられた仕事にどのようにやりがいを見出していくかも課題となる。職場復帰に関しては，周囲の理解や職場環境，性格，就労などに対する意欲，麻痺の有無，それまでの職場での立場，その時々の心理状況など様々な要素が関与する。そのため，職場の同僚や上司などに失語症のことや当事者ができることについて，説明する機会を設ける必要性がある。

Ⅳ　失語症友の会活動

　「失語症友の会」は，脳血管障害などの後遺症で失語症をはじめとする言語障害のある人が病院を退院した後に，当事者や家族が相談し励まし合うことなどを目的に発足した会である。

　全国的な障害者当事者団体として「全国失語症友の会連合会」が1984年に設立された（2014年に「日本失語症協議会」と改称）。

① 失語症友の会の現状

脳卒中・循環器病対策基本法
正式な法律名は「健康寿命の延伸等を図るための脳卒中，心臓病その他の循環器病に係る対策に関する基本法」である。

　「全国失語症友の会連合会（現在は，日本失語症協議会）」による2009年3月発行の「失語症者のリハビリテーションと社会参加に関する調査研究事業：調査報告書 資料編」に掲載されている内容によると，成人失語症友の会・言語リハビリテーション教室なども261団体あった。発足時から2004年までは年々増加し，137団体であった。しかし，2005年からは徐々に減少し，2007年には87団体まで減った[8]。調査可能であった加盟団体数の推移を図4-16に示す。この理由として，原山ら[9]は当時，失語症友の会の活動方針が言語聴覚士の資格制度化に向いていた時期は友の会が増加し，「在宅生活支援」へと移り変わってきた時期に友の会の減少が始まったと報告していた。

　失語症は他の障害に比べて公的支援が乏しかった。日本失語症協議会など関係団体が協力し失語症に対する情報発信，要望の陳情を継続した結果，2018年，脳卒中の後遺症がある人への支援体制の整備などをうたった「脳卒中・循環器病対策基本法」が設立された。このことは失語症者向け意思疎通支援事業の開始にあたって大きな貢献をしている。

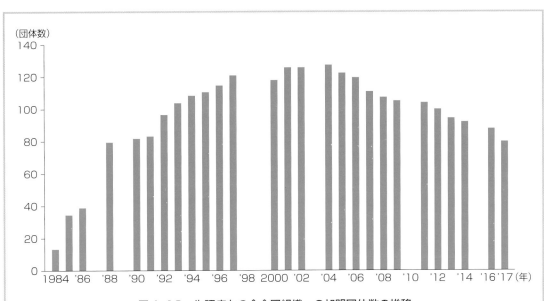

図4-16　失語症友の会全国組織への加盟団体数の推移

1984年から2017年までの失語症友の会全国組織への加盟団体数の推移を示した。1984年から2004年までは増加を続け，2005年以降は減少を続けている。資料に関しては過去34年間すべての年の資料を集めることはできなかった。
出典）原山　秋・種村　純：失語症友の会における団体数の推移と活動方針の変化との関連—計量テキスト分析と質的研究法を用いた検討. 言語聴覚研, 17 (4)：321, 2020

地域の友の会の現状

　失語症友の会は失語症者と家族を中心に言語聴覚士がボランティアとしてかかわる自主グループである。1970年代後半から日本各地に数多く発足した。しかし，2000年以降，介護保険制度の広がりによる会員の減少，会員や家族，発足したときにかかわった言語聴覚士の高齢化などの問題により，減少傾向にある。さらに，言語聴覚療法の対象の拡大，医療における勤務体制により，かかわる言語聴覚士の減少も影響している。最近は，介護保険での通所リハビリテーションの利用も多くなり，友の会活動の実施にいたることが少なくなっている。

　しかし，地域の失語症友の会は，失語症者同士が同じ空間で時間を過ごし，時には旅行に行くなど実用的コミュニケーション訓練の場でもあり，安らぎの場でもある。また，家族にとっても，悩みを相談し，楽しみも共有できる唯一無二の場所であり，心理的効果も大きい。減少傾向に歯止めがかかるような取り組みを言語聴覚士も考える必要がある。

〔引用文献〕
1）上田　敏：目で見るリハビリテーション医学　第2版，p.5，医学書院，2022
2）辰巳　寛・甘利秋月：失語症治療の概説. MED REHABIL，**227**：8-13，2018
3）全国失語症友の会連合会：「失語症の人の生活のしづらさに関する調査」結果報告書，pp.30，36，59，2013
4）新福尚武：精神医学大事典，講談社，p.79，1984
5）全日本病院協会終末期医療に関するガイドライン策定検討会：終末期に関するガイドライン―よりよい終末期を迎えるために．2009
6）立石雅子：失語症のある人のための意思疎通支援. 保健医療科学，**66**（5）：512-522，2017
7）高次脳機能障害全国実態調査委員会：高次脳機能障害全国実態調査報告. 高次脳機能研，**36**（4）：32，2016
8）全国失語症友の会連合会：失語症者のリハビリテーションと社会参加に関する調査研究事業：調査報告書，2009
9）原山　秋・種村　純：失語症友の会における団体数の推移と活動方針の変化との関連―計量テキスト分析と質的研究法を用いた検討. 言語聴覚研，**17**（4）：321，2020

〔参考文献〕
・藤田郁代・立石雅子・菅野倫子：標準言語聴覚障害学　失語症学　第3版，医学書院，2022

・高倉祐樹・中川良尚・橋本竜作：この失語症への対応は？．高次脳機能研，**42**（3）：66-70，2022
・種村　純：失語症Q＆A―検査結果のみかたとリハビリテーション，新興医学出版社，2013
・大森孝一・永井知代子・深浦順一ほか：言語聴覚士テキスト　第3版，医歯薬出版，2018
・中川良尚・佐野洋子・船山道隆：実践！　失語症のリハビリテーション―症例から学ぶ訓練プランの組み立て方，新興医学出版社，2022
・令和2年度失語症者向け意思疎通支援者指導者研修テキスト，日本言語聴覚士協会，2020
・都築澄夫監修，大塚裕一編：明日から臨床・実習に使える言語聴覚障害診断―成人編　改訂第2版，医学と看護社，2020
・日本語聴覚士協会監修，森田秋子・内山量史編著：実践力を高める成人言語聴覚療法ハンドブック，建帛社，2021
・種村　純編：失語症　臨床標準テキスト，医歯薬出版，2019
・医歯薬出版編：言語聴覚士国家試験必修ポイント　ST専門科目 2024，医歯薬出版，2024
・佐藤文保・高橋雅子：失語症のある人への意思疎通支援―失語症者向け意思疎通支援者養成事業の概要と福岡県での経過．MED REHABIL，**260**：47-53，2021
・深浦順一・立石雅子：地域における失語症支援．高次脳機能研，**38**（2）：147-148，2018
・上田　敏：「障害の受容」再論―誤解を解き，将来を考える，Jpn J Rehabil Med，**57**（10）：890-897，2020
・田島明子：障害の受容について考える―支援の場面からの一考察，Jpn J Rehabil Med，**57**（10）：913-919，2020
・国立障害者リハビリテーションセンター，高次脳機能障害情報・支援センター，福祉サービスについて知りたい
http://www.rehab.go.jp/brain_fukyu/how05/（閲覧日：2024年 4月 2日）

【第4章　まとめ】
- 失語症者の心理的・社会的問題にはどのようなものがあるのか。
- 失語症者の家族が抱える心理的・社会的問題はどのようなものか。
- 急性期・回復期・生活期のコミュニケーションの援助の違いは何か。
- 失語症者の社会復帰の現状はどのような状況か。
- 失語症友の会の現状と抱える問題点は何か。

索　引

〔執筆分担〕

大 塚 裕 一　第3章Ⅲ節3，Ⅳ節

宮 本 恵 美　第3章Ⅲ節1・2

岡　　孝 夫　第2章Ⅴ節

金 井 孝 典　第2章Ⅳ節

工 藤 絵 梨 果　第1章

鈴 木 將 太　第3章Ⅰ節，Ⅱ節

永 友 真 紀　第2章Ⅰ節，Ⅱ節，Ⅲ節，Ⅵ節

光 内 梨 佐　第4章

クリア言語聴覚療法　2
失語症

2024年（令和6年）6月20日　初版発行

編著者　大 塚 裕 一
　　　　宮 本 恵 美

発行者　筑 紫 和 男

発行所　株式会社 建 帛 社
　　　　KENPAKUSHA

〒112-0011 東京都文京区千石4丁目2番15号
TEL（03）3944-2611
FAX（03）3946-4377
https://www.kenpakusha.co.jp/

ISBN 978-4-7679-4552-1　C3047
©大塚裕一，宮本恵美ほか，2024.
（定価はカバーに表示してあります）

亜細亜印刷／常川製本
Printed in Japan